新兵集训卫生防病知识手册

XINBING JIXUN WEISHENG
FAGNBING ZHISHISHOUCE

主编：刘元东　高　伟

U0364926

军事医学科学出版社

图书在版编目（CIP）数据

新兵集训卫生防病知识手册／刘元东，高伟主编. —— 北京：军事医学科学出版社，2013.9
ISBN 978-7-5163-0333-7

Ⅰ.①新… Ⅱ.①刘…②高… Ⅲ.①新兵 - 训练伤 - 军队卫生 - 手册 Ⅳ.①R873-62

中国版本图书馆CIP数据核字（2013）第 227403 号

策划编辑：孙　宇　　责任编辑：吕连婷
出 版 人：孙　宇
出　　版：军事医学科学出版社
地　　址：北京市海淀区太平路27号
邮　　编：100850
联系电话：发行部：（010）66931049
　　　　　编辑部：（010）66931127，66931039，66931104
传　真：（010）63801284
网　址：http://www.mmsp.cn
印　装：三河市双峰印刷装订有限公司
发　行：新华书店

开　本：787mm×1092mm　1/32
印　张：7.5
字　数：175千字
版　次：2013年9月第1版
印　次：2013年9月第1次
定　价：22.00元

《新兵集训卫生防病知识手册》
编委会

主　任：赵锡涛

副主任：刘　军　　王焕玉　　徐承金

主　审：赵　勇　孙　宇

主　编：刘元东　　高　伟

副主编：朱　涛　　付留杰　　周光智

编　委：（按姓氏笔画排序）

　　　　向　彬　　刘　勇　　刘大伟　　刘晓雁

　　　　李　彦　　何　瑛　　高　斌　　戚金荣

　　　　韩　娉　　程绪浩　　靳　兴　　靳晓红

入伍是新兵由普通地方青年成长为一名合格军人的第一步，新兵集训是新兵入伍成长的关键时期，事关部队战斗力的巩固和提高。因此，根据新兵集训特点和以往发病情况，做好卫生防病工作具有重要意义。今年新训是由实行多年的冬季征兵改为秋季征兵的第一年，时间正值夏末秋初，不仅是肠道传染病、虫媒传染病的高发季节，也是呼吸道传染病的多发季节；而且多数部队驻地环境艰苦，新兵学习训练紧张，一时难以适应，容易引起身心疾病；同时，由于新兵身体素质差、心理紧张、防护知识缺乏，也是训练伤的高发时期。因此，新训卫生防病工作必须根据新训任务的要求，按照军事活动的特点和规律，积极协调配合军训部门，高度重视新兵常见病、传染病预防，训练伤防护和军事环境适应，充分发挥卫生防病工作的作用，积极维护好新兵健康。

新兵集训期间，部队卫勤管理机构和卫生防病人员，将对新兵从入营到集训结束前实施一系列的健康教育、卫生整顿、卫生检疫、体格复查、血型鉴定、预防接种等疾病预防控制的管理活动，其目的在于防止疾病发生，提高新兵健康水平，确保新兵集训的效率和质量，为部队提供合格兵员服务。

新兵集训工作时间紧、任务重，卫生防病内容广泛，要在短时间内改善和创造符合健康要求的生活、卫生环境条件，防止疾病在新兵集训单位发生与流行，须采取各种有效措施和方法。为此，针对今年新训时间和特点，结合往年防病经验，特组织编写本手册供各单位新兵参考。因编写时间仓促，错误在所难免，敬请批评指正和提出宝贵意见。

编者

CONTENTS 目录

第一章
部队卫生管理制度与要求

部队是一个高度集中的特殊群体，严格落实和执行各项卫生管理制度与要求对减少部队疾病发生，保障部队官兵健康和提高部队战斗力具有十分重要的意义。现将部分需要官兵了解和掌握的内容介绍如下。

第一节　基本卫生制度摘要

一、《部队卫生管理制度》

该制度于1978年6月19日由总参谋部、总后勤部联合颁布全军实施，其主要内容包括：个人卫生制度；饮食卫生制度；饮水卫生制度；室内外卫生制度；厕所、畜圈卫生制度；卫生教育检查评比制度等。

二、个人卫生制度

主要内容有：饭前便后洗手，不喝生水，不吃不洁净的食物，不随地吐痰和大小便；不乱扔果皮、纸屑、废物，勤洗澡、勤理发、勤洗衣服、经常晒被褥；按规定打预防针、服预防药、有病早报告；还应根据连队的具体任务和季节等不同情况，适时提出一些切合实际的个人卫生要求，以保证官兵的身体健康。

三、室内外卫生制度

主要内容有：实行卫生负责制，每日清扫、每周大扫除；室内要保持整齐清洁、空气新鲜，无"四害"、无痰迹；及时清除垃圾和积水，防止蚊蝇孳生；改革炉灶、消除烟尘，绿化营区，防止环境污染。

四、卫生教育、评比制度

新兵集训期间，应结合贯彻《内务条令》和体检，进行18学时基本卫生知识和文明素养的教育。连队卫生知识普及，每月上卫生课1～2次，每次2～4小时；连每周、营每月、团以上单位根据情况组织卫生检查评比，表扬先进，批评落后。

五、饮食卫生制度

主要内容有：每季度要对饮食工作人员进行健康检查一次，发现患有肠道传染病、肺结核和化脓性疾病的人员要暂时调离，痊愈后须经卫生部门复查同意方可恢复饮食工作；厨房、食堂要有防蝇和洗手设施；实行分餐或公筷、公勺制；食具每

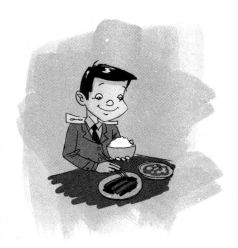

餐消毒或用流水冲洗，自用，自保管；炊事人员工作前要洗手，工作时要穿工作服，配餐时要戴口罩；不买、不吃腐烂变质的食物；剩菜、剩饭要妥善保管，吃前要充分加热；生熟食品分开存放，生熟用具分开管理。

六、食品管理的"五四"制度

食品在采购、加工、贮藏、食用过程中，要坚持做好五个方面工作。即从原料到成品实行"四不制度"；成品（食品）存放实行"四隔离"；用（食）具实行"四过关"；环境卫生采取"四定"办法；个人卫生做到"四勤"。

1. **四不制度**　对腐烂变质原料，采购员不买，保管员不验收，加工人员不用，营业员（服务员）不卖。

2. **四隔离**　生熟隔离，成品、半成品隔离，食品与杂物、药品隔离，食品与天然冰隔离。

3. **四过关**　一洗、二刷、三冲、四消毒。

4. **四定**　定人、定物、定时间、定质量。

5. **四勤**　勤洗手剪指甲、勤洗澡理发、勤洗衣服被褥、勤换工作服。

七、部队新兵检疫和预防接种要求

新兵到达部队后，必须组织新兵进行卫生检疫和预防接种。

1. **集体检疫**　主要是管理好传染源，是防止传染源进入部队的关键措施。新兵集体检疫期，应自新兵全部到齐之日起满45天。检疫期间新兵发生急性传染病的，检疫期应当从最后一例患者隔离之日起，检疫该病的一个最长潜伏期。对新兵传染源的管理，要贯彻"四早"措施，尤其是对传染病患者、慢性传染病患者、病原体携带者的管理应相应采取医学观察、留验、集体检疫等措施。检疫期间，新兵的生活、工作、训练应当单独组织。

2. **预防接种**　保护易感新兵，是提高群体免疫水平的最有效措施，要求新兵到达部队后及时进行吸附精制破伤风类毒素、A群+C群脑膜炎多糖菌苗和乙肝疫苗接种，除禁忌证外，预防接种率应达到100%。当驻地居民中发现某种传染病流行并威胁部队时，以及部队中发生或流行某种传染病时，在原预防接种的基础上临时给予接种。接种的疫苗种类及方法视情况而定。

八、部队人员健康体检要求

新兵到达部队后须及时进行体格复查，也是严把新兵身体健康的重要环节。体格复查的目的，一是保证兵员质量，二是对新兵健康负责，三是作为分配兵种的依据之一。因此，团以上部队卫生机构应当按照《应征公民体格检查标准》和《应征公民体格检查办法》，及时组织新兵进行体格复查和心理检测，复查率必须达到100%。体格复查不合格的，按照《征兵工作条例》的有关规定处理。

九、部队"四害"防治要求

各级部队每年应定期组织开展除"四害"活动，做到营区无蚊蝇孳生场所，有效控制蚊、蝇、蟑螂密度，每年进行大面积突击灭鼠不少于2次，鼠密度控制在3%以内（粉迹法）。

十、环境治理达标要求

营区绿化美化，可绿化面积绿化率达到90%以上；垃圾无害化处理率达到80%以上；营区"四害"孳生地基本消除，鼠、蚊、蝇、蟑螂密度持续控制在国家标准规定范围内；公共场所达到禁止吸烟的要求，随机抽检合格率达到95%上；营区废气、粉尘、噪音、电磁辐射等的治理达到国家规定标准；公共场所卫生监督合格率达到95%以上。

第二节　入伍新兵卫生工作规定

第一条　为了规范入伍新兵卫生工作，根据《内务条令》、《征兵工作条例》和《中国人民解放军卫生条例》，制定本规定。

第二条　本规定是入伍新兵卫生工作的基本依据。本规定所称入伍新兵卫生工作，是指应征青年接到入伍通知书至集训结束前的健康教育、卫生整顿、体格复查、血型鉴定、检疫、预防接种等疾病预防与控制工作。

第三条　总后勤部卫生部主管全军入伍新兵卫生工作，各级后勤（联勤）机关卫生部门主管本级入伍新兵卫生工作。

第四条　各级后勤（联勤）机关卫生部门应当根据接兵工作安排，制定入伍新兵卫生工作计划与卫生防病保障方案，选派接兵医务人员，配备必要的卫生防疫和诊疗、急救药品器械，组织接兵医务人员进行相关政策法规培训，做好接兵前的有关准备工作。

第五条　接兵部队应当协调军队和地方卫生部门，对新兵征集地及输送沿线进行卫生流行病学侦察，依据侦察情况选择新兵交接点、集中点、输送沿线食宿点，并组织对选定地点的房舍、水源、厨房、厕所及周围环境进行卫生整顿。选择新兵交接点、集中点、输送沿线食宿点，做到食宿条件与卫生状况良好、无传染病流行、交通便利。

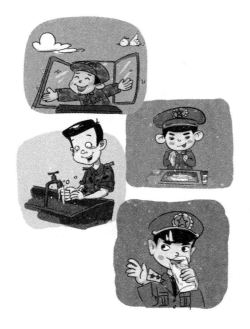

第六条　接兵医务人员应当按照《征兵工作条例》的规定，参与征兵体检工作。体检结束后，对地方人民政府征兵办公室提供的《新兵花名册》和《应征公民体格检查表》进行逐项核查；新兵交接时，采取对表、目测、门诊、巡诊、随访观察等方法进行体格审查。发现不符合规定要求和体检标准的，及时提出调换或者其他处理建议，并在新兵交接签字后完成退补工作。

第七条　接兵部队对接到入伍通知书集中后的新兵，应当尽量按照新兵户籍所在区、乡、街道分班编组、安排食宿，组织新兵进行以理发、洗澡、剪指（趾）甲、灭虱为主要内容的卫生整顿，开展个人卫生、饮食卫生、传染病预防、乘车（船、飞机）和行军卫生常识等教育。

第八条 接兵部队每日早、晚应当对入伍新兵进行检查与巡诊，发现伤病员及时处置，对传染病患者或者疑似传染病患者必须早报告、早隔离，检疫密切接触者，采取必要的防控措施。

第九条 新兵起运前，接兵部队应当制定新兵输送卫生防病工作计划，明确新兵输送途中发生伤病时的处理措施，并提前与新兵输送沿线的军队单位卫生部门和医疗卫生机构进行联系和协商，及时做好新兵输送途中伤病员转送和诊疗工作；军队单位卫生部门和医疗卫生机构应当协助接兵部队处置疫情，及时收治伤病员，不得推诿、拒收。军区联勤部卫生部应当在铁路、公路枢纽站或者重要港口、机场设立医疗队和卫生防疫队，配备必要的药品器材，做好新兵输送途中的应急处置工作。

第十条 新兵输送途中应当做好下列卫生防病工作。

（一）加强新兵卫生安全防护教育，明确卫生安全防护要求。

（二）对输送新兵交通工具进行清扫、消毒、杀虫，保持良好的卫生状况。

（三）合理安排乘员人数，做好新兵的防暑、防冻、防晕车（船、机）等预防工作。

（四）做好新兵食品、饮用水的卫生安全工作，确保供应的食品、饮用水洁净卫生，避免新兵私自外出就餐或者自购食品。

（五）加强巡诊，及时发现处置患者，重症患者就近送军队医院留治，传染病患者或者疑似传染病患者立即隔离诊治，对密切接触者进行医学观察，并对所在车厢（船、舱）及时消毒处理。

（六）监督检查新兵输送工具的公共卫生、新兵的个人卫生及健康状况。

第十一条 铁路输送新兵时，编组运输的列车应当设立卫生（隔离）

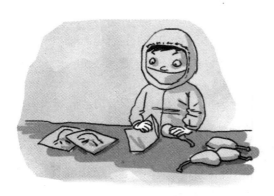

车厢。其中，乘坐旅客列车的，每节车厢应当设立卫生监督员；乘坐货物列车的，每节车厢内应当配备开水桶、储尿桶和干沙或者清洁袋。到达停车站时，及时整理车厢卫生，打开车窗通风换气。

公路输送新兵时，每车应当设立卫生（安全）监督员，管理车内卫生，观察新兵健康状况，发现异常及时报告。长途汽车行车途中，应当每隔2小时休息10～15分钟，连续乘车8小时以上的，途中应当安排休息1小时。卡车运送新兵应当安装篷布，根据季节、气候情况，注意通风、防寒、保暖。

水路输送新兵时，根据运兵规模和需要，设置卫生（隔离）舱，船（舰）舱设立卫生监督员。航行中船舱应当通风换气，保持舱内空气新鲜，做好新兵防晕船处理，防止发生落水、淹溺等事故。

航空输送新兵时，应当预防与处置新兵空中气压性耳损伤和晕机，妥善放置随身行李物品，防止新兵发生意外伤害。

第十二条　新兵到达集训地后，应当理发、洗澡、换衣，进行个人卫生整顿。新兵集训区，应当与老兵居住区相对分离；根据新兵集训人数，合理安排房间和床位；宿舍门窗完好，室内整洁有序，通风采光良好，有防蚊蝇和保暖防寒设施；食堂、公共场所及厕所应当符合卫生学要求。

第十三条 新兵入营后应当进行集体检疫，检疫期自新兵全部到齐之日起 45 天。新兵发生急性传染病的，检疫期应当从最后一例患者隔离之日起，检疫该病的一个最长潜伏期。检疫期间，新兵的生活、工作、训练应当单独组织。

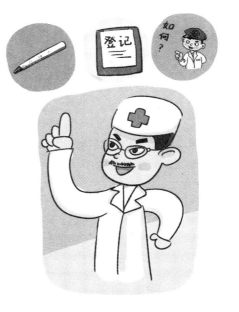

第十四条 团以上部队卫生机构应当按照《应征公民体格检查标准》和《应征公民体格检查办法》及时组织新兵体格复查，复查率必须达到 100%。体格复查不合格的，按照《征兵工作条例》的有关规定处理。

第十五条 新兵集训期间，医务人员每日早、晚应当进行卫生检查和巡诊，发现情况及时处置。部队应当及时组织新兵进行预防接种，除禁忌证外，吸附精制破伤风类毒素、A群脑膜炎多糖菌苗接种率达到 100%。

第十六条 新兵集训期间，部队应当按照《军队健康教育方案》的要求，对新兵进行健康教育，教育时间不少于 18 小时。新兵训练的卫生工作按照《军事训练健康保护规定》执行。

第十七条 新兵集训结束后，老兵营区发生急性传染病暴发或者流行时，新兵暂缓编入连队。

第十八条　地方人民政府征兵办公室派人送兵或者组织新兵自行到部队报到，在未与部队办理交接或者报到手续之前的新兵卫生工作，由新兵征集地人民政府征兵办公室负责。

第十九条　中国人民武装警察部队入伍新兵和从非军事部门招收专业士官的卫生工作，按照本规定执行。

第二十条　本规定自发布之日起施行。1979年12月19日总参谋部、总后勤部发布的《关于新兵入伍卫生工作的暂行规定》即行废止。

第二章
部队健康教育基本知识

第一节 健康教育的概念

一、健康的定义

健康是指一个人在身体、精神和社会等方面都处于良好的状态。健康不仅是没有疾病，而且包括躯体健康、心理健康、社会适应能力良好和道德健康。

（一）身体健康

1. 有充沛的精力，能从容不迫地担负日常生活和繁重的工作，而且不感到紧张疲劳。

2. 处事乐观，态度积极，乐于承担责任，事无大小，不挑剔。

3. 善于休息，睡眠好。

4. 应变能力强，能适应外界环境的各种变化。

5. 能够抵抗一般性感冒和传染病。

6. 体重适当，身体匀称，站立时头、肩、臂位置协调。

7. 眼睛明亮，反应敏捷，无眼疾。

8. 牙齿清洁、无龋齿、不疼痛，牙龈颜色正常、无出血现象。

9. 头发光泽无头屑。

10. 肌肉丰满，皮肤有弹性。

（二）心理健康

1. 有足够的自我安全感。

2. 对生活的理念切合实际。

3. 不脱离周围的现实环境。

4. 能充分了解自己，并对自己的能力做出适度的评价和估计。

5. 能保持人格的完整和谐。

6. 善于从经验中学习。

7. 保持良好的人际关系。

8. 能适度地发泄情绪和控制情绪。

9. 在符合集体要求的前提下，有限度地发挥个性。

（三）生理健康

生理健康是基础，是指一个人的呼吸、循环、消化及神经、泌尿、生殖、内分泌等系统和骨骼肌肉等功能正常，具有良好的社会适应能力，又称精神健康，是指一个人的思维、对外界事物的反应和行为正常。应具有良好的个性、良好的处世能力、良好的人际关系、人体各个组织器官的功能完好。

二、亚健康的定义

亚健康是指处于健康与疾病之间的一种状态。一般指机体无疾病，但出现活力降低，生理功能和代谢低下，适应能力不同程度减退等。亚健康在临床上常被诊断为：疲劳综合征、内分泌失调、神经衰弱、更年期综合征等。

处于亚健康状态的群体年龄多在 45 岁左右，我国约有 60% 的人处于亚健康状态。亚健康可以间断或持续地出现在日常生活中，往往是脏器各种疾病的重要起源和基础。亚健康的原因是多方面的，如过度疲劳造成的精力体力透支、人体自然衰老、心脑血管及其他慢性病的前期、人体生物周期中的低潮时期等等。亚健康状态，通过自我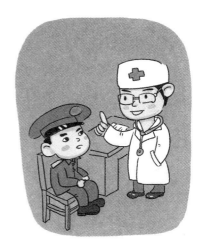的身心调节完全可以恢复。预防和消除亚健康状态的关键是建立健康的生活方式。

三、影响健康的因素

影响健康的因素有很多，但归纳起来有以下四个方面：一是生物遗传因素，二是生态环境因素，三是卫生服务因素，四是行为生活方式。细分起来有以下几个因素：缺少运动、不合理的膳食、不良嗜好、心理紧张、不健康的生活方式。这些原因导致了饮食失衡、运动失衡和心理失衡，从而引发健康问题。

1. **饮食失衡** 谈到饮食，大家都很引以为豪的就是：中国一向以悠久丰富的饮食文化著称于世，过去营养不良，现在营养过剩，越来越多的肥胖、高血脂、高血压、高血糖、冠心病、脑血管病、脂肪肝、癌症等慢性非传染性疾病都和饮食习惯的不科学和膳食结构的不合理有很大关系，这些疾病80%都是吃出来的。吃多了导致营养过剩，摄盐过多导致高血压等症状。

2. 运动失衡 运动失衡是现代人的一种通病，现在人们出门有汽车，上楼有电梯，办公现代化，家务劳动社会化，活动的时间很少。长期缺乏运动，体内气血的运行就会迟缓而不通畅，人体的排毒管道就会壅滞，代谢产物不能及时排出体外，蕴积在体内的毒素就会危害人体健康，出现腰酸背痛、精神萎靡、头昏心悸、倦怠乏力、失眠多梦等症状，所以中医理论有"久卧伤气、久坐伤肉"的说法。不爱运动者与喜爱运动的同龄人相比，发生高血压的危险增加50%。

3. 心理失衡 人的心态是由大脑中枢神经控制的，中枢神经乱了，各种器官的功能不协调，代谢、内分泌、免疫等功能随之紊乱，从而导致一系列器官和功能失常的疾病。WHO调查显示，灾后一个月内30%～50%的人出现中至重度心理失调，灾后一年内20%的人可能会出现严重的心理疾病。

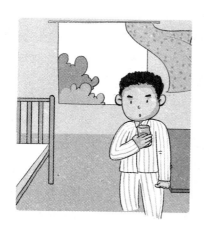

4. 不良嗜好 烟草和鸦片一样都是几百年前从国外传来的，现已世界公认：吸烟对心脑血管系统的毒害相当严重。烟草中含的尼古丁和一氧化碳可直接损伤血管内皮，引发动脉硬化、血压升高。如果不控制吸烟和空气污染，到2025年，我国每年肺癌患者将超过100万，成为世界第一肺癌大国。

适量饮酒有益健康，但过量

饮酒会适得其反。长期饮酒的人，心脏比正常人大，而收缩力比正常人弱，这种体积大、收缩力小的心脏，医学上称为"酒精心"。长期过量饮酒还能引起酒精性肝炎、肝硬化、肝癌、胰腺炎等。

第二节　军队健康教育的意义

一、提高军队官兵健康、保障部队战斗力的需要

军队健康教育与健康促进是军事训练的重要组成部分，是培养合格军事人才的重要手段。进一步加强军队健康教育与健康促进工作，是新时期军队建设的根本方针，对军队质量建设，提高部队官兵的健康水平，保障部队战斗力具有十分重要的意义。

二、新时期军队正规化建设和精神文明建设的需要

军队健康教育与健康促进是新时期军队正规化建设的一项重要内容。深入开展军队健康教育与健康促进是精神文明建设的重要任务，通过宣传国家和军队的卫生工作方针、政策、法规及卫生管理制度，动员广大官兵自觉执行和遵守各项卫生法规制度，克服社会风俗习惯中存在的愚昧落后现象，养成文明健康的生活方式和维护公共卫生的优良品质，促进部队精神文明建设。

三、确保军队在恶劣环境条件下各项任务的完成

军队是一个执行特殊任务的群体，面临着传染病与非传染性疾病的双重挑战，随时会面临各种恶劣、复杂的环境和条件。特别是在现代高技术局部战争条件和非战争军事行动中，官兵很可能要面临更为

残酷、恶劣、复杂的战争环境。因此，加强健康教育，培养官兵在复杂条件下自我保健、顽强生存的能力，才能维护官兵健康，保证各项任务的完成。

四、促进全民族健康水平发展的需要

我国人民健康水平与发达国家相比还有一定差距，还存在不健康不

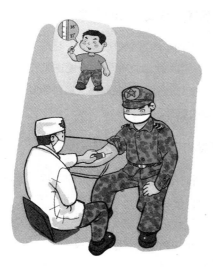

文明的行为习惯，社会风俗中还存在愚昧落后的现象。军队成员来自五湖四海，分散在全国各地，在部队进行健康教育与健康促进，传播卫生信息，普及卫生保健知识，不仅有利于提高全体官兵的文明卫生素养，对驻军所在地的卫生保健工作也能起到很好的推动或促进作用。官兵转业退伍后，也会把在部队中学到的健康知识、养成的文明习惯带回家乡，对当地的健康教育与健康促进起到良好的促进和模范带头作用，等于为社会培养了一大批卫生保健人员。

第三节　健康教育的主要内容

部队健康教育工作在各级首长统一领导下，由司政后有关部门按职

责分工认真组织实施。

一、基础教育

刚入伍的新兵年纪轻，来自全国各地，饮食卫生习惯、社会背景、文化水平、个人爱好等各不相同，部分战士中不同程度地存在着不良生活习惯和卫生行为，如饭前便后不洗手、生活自理能力差、洗澡不勤、洗衣不净、留指甲、蓄头发等。个别战士喜喝生水，吃未经清洗的瓜果。由于新兵训练紧张，多数新兵吃饭快，狼吞虎咽，胃肠疾病发病率高。由于新兵心理不稳定、承受能力差，如学习训练成绩不理想、生活不习惯、战友关系和上下级关系不和谐，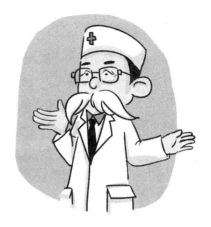
遇到挫折冲突后容易出现焦虑、冷漠、逆反心理等心理障碍。因此，新兵集训期间，应结合贯彻《内务条令》和体检，对他们进行18学时基本卫生知识和文明素养的教育。

1. **健康和健康教育的基础知识**　明确健康、健康教育的概念，以及在部队开展健康教育的意义，了解部队健康教育有关规定和主要内容、形式。

2. **个人卫生与集体公共卫生常识**　目的是使新兵养成良好的个人卫生习惯，树立环境卫生意识，自觉维护公共卫生和集体卫生，更好地适应部队集体生活。

3. **饮食、饮水卫生知识** 部队是集体生活，流动性大，工作生活比较艰苦，养成良好的饮食、饮水卫生习惯，了解常见营养缺乏病的预防，了解饮食、饮水卫生制度，对维护官兵健康十分必要。

4. **生理卫生知识** 了解人体基本结构、功能及青春期生理卫生特点，为继续健康教育打下基础。

5. **传染病防治知识** 了解传染病发生和流行的原因，懂得传染病预防要点，提高自我保护能力。

6. **"四害"防治知识** 了解"四害"的种类及危害，学会防治"四害"的方法。

7. **卫生法制教育** 包括国家卫生法规、军队卫生工作条例和各项卫生制度等。增强法制观念，自觉执行有关的卫生法规、条例和制度。

8. **心理卫生常识** 了解心理现象和心理知识，懂得心理卫生与健康的关系，培养新兵良好的心理调适能力，适应各种环境的需要。

二、继续教育

部队老兵经过严格的军政训练后，无论是生理和心理上都日趋成熟、稳定，基本养成了良好的个人卫生习惯，心理适应能力相应增强。部队生活高度集中统一、训练强度高、流动性大、个体承受的心理压力较大，训练伤时有发生，常见病、传染病也不容忽视。少数战士心理承受能力差、意志力不强、情绪容易冲动，遇到挫折就心灰意冷、悲观消沉，甚至走上极端。因此，针对老兵特点，应着重加强训练伤、常见病、传染病的防护教育，学会在各种环境条件下的自我防护能力。

1. **战场救护和"三防"知识** 了解自救互救的内容及救治原则，

掌握"五大"技术要领，懂得"三防"知识及防护要点，培养士兵的救护能力及在复杂环境下的防护能力。

2. 军训、野营卫生知识 懂得军训卫生的要求，掌握训练创伤和野外训练卫生防护，提高野外生存能力。

3. 常见病、传染病的防治知识 了解常见病的发病原因、临床表现、防治知识，掌握各种传染病的传播特点及预防要点，提高士兵对疾病的防护能力。

三、专题教育

部队军兵种多，随着装备现代化，人员分工日趋精细，加之部队驻地地理环境不同，应针对不同对象，选择不同的教育内容。

1. 饮食、炊管服务人员教育 对这一人群应重点加强饮食、饮水、营养卫生和肠道传染病预防的教育，养成良好的卫生习惯。

2. 在职军官教育 使军官对健康教育有更深入的认识，自觉地担负起督促、管理战士养成良好卫生习惯的责任。

3. 特殊环境、职业的人员教育 根据部队进入地域的自然地理气候条件和当地疫情进行有针对性的教育，如进驻血吸虫病流行地区应进行血吸虫病的防治教育等。对从事特殊工作的人员应进行相应的卫生知识的教育，如炮兵应进行预防炮震性耳聋的教育，从事坑道作业的部队应进行防治硅沉着病的教育等。

四、康复教育

各级医疗卫生机构，对门诊、住院、出院患者开展健康咨询，并进行有针对性的预防保健知识教育。

五、院校教育

军队院校要把预防保健卫生知识作为培养合格学员的重要内容，列入院校教学大纲，根据学员特点，结合专业要求，开展系统健康教育，使学员掌握文明、健康、科学的卫生保健知识和管理部队卫生的能力。

第三章
部队卫生常识

第一节　个人卫生

个人卫生是部队卫生的基础，在日常生活中，我们的衣食住行、劳动或休息等都与个人卫生密切相关。因此，我们必须养成良好的卫生习惯和爱清洁的风气，自觉遵守个人卫生规则。

一、个人卫生的总要求

1. 饭前便后要洗手，不吃不清洁的食物，不喝生水，不暴饮暴食，防止病从口入。

2. 实行分餐制，行军或外出时要自带饮食用具，不公用脸盆和毛巾，防止疾病传播。

3. 不随地吐痰，不随地大小便，不乱扔果皮纸屑和其他废物，保持室内和环境卫生清洁。

4. 勤洗澡、勤理发、勤剪指甲、勤洗衣物被褥，不在禁烟场所吸烟，保持军人良好风貌。

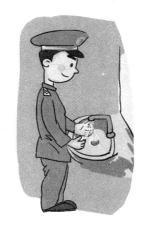

二、个人卫生内容

（一）皮肤的卫生

皮肤覆盖于人体表面，是人体防御外来有害因素侵袭的第一道防线，保护体内各组织、器官免受生物性、机械性、物理性和化学性因素的侵害，对维护人体健康具有十分重要的作用。

在日常生活中，常有不少灰尘和细菌落到皮肤上，体内也经常有一些代谢废物或对身体有害的物质要经汗腺排泄到皮肤表面，连同皮脂腺所分泌的皮肤和脱落的上皮细胞混合成为污垢，如果不及时将它们清除掉，便会聚积起来，不仅妨碍汗液的排泄和皮脂腺的分泌，而且能削弱皮肤的抵抗能力，容易引起皮肤病。维护皮肤健康最主要的方法是保持皮肤清洁，勤洗手、脚、勤洗头，勤洗澡。洗澡可以将身体表面的大量细菌冲洗掉，有人计算每洗一次澡，可以从皮肤上清除24万到10亿个各种各样的细菌。而且洗澡时，由于不断地擦洗皮肤，还能促进皮肤的血液循环，增强皮肤的抵抗力。在此，谈谈洗澡的方法及注意事项。

1. 洗澡时不要长时间泡在热水池里，否则血管扩张，血液大量集中在体表上，会产生虚脱甚至晕倒。

2. 对全身进行自我按摩，促进皮肤血液循环，增强皮肤抵抗能力。

3. 不用碱性肥皂洗澡，皮脂腺和汗腺能分泌酸性物质于皮肤表面上，抑制细菌生长。

4. 多洗淋浴。

5. 自带毛巾、脸盆和拖鞋。

6. 用餐和运动后不宜马上洗澡。

7. 夏天洗澡不宜太勤，时间不宜太久。

（二）头发的卫生

头发过长，既不卫生，又不利于战场行动，受伤后容易感染。因此，要保持头发整洁，定期理发，不蓄胡子。梳子和刮胡刀不与他人共用。

（三）手和脚的卫生

手是人体的"外交器官"，人们的一切"外事活动"，它都一马当先，比如从事各种劳动、倒垃圾、刷痰盂、洗脚、揩大便等，都要用手来完成。因而，手就沾染上了许多致病微生物。据调查：一只没有洗过的手，至少含有 4 万至 40 万个细菌，指甲缝里便是细菌藏身的地方，一个指甲缝里藏有细菌 5 千个左右，一克重的指甲污垢里竟含有细菌和寄生虫卵达38亿之多。因此手是很脏的。如果

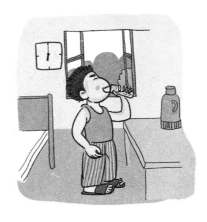

饭前便后不洗手，就可能把病菌带入口中，吃到肚子里，也就是人们常说的"菌从手来，病从口入"。所以，要养成勤剪指甲、饭前、便后、劳动后洗手的习惯。经常保持脚的清洁和干燥，尽可能每天洗脚换袜子，要穿大小合适的鞋子。

（四）口腔和脸部的卫生

要养成经常洗脸的习惯，以保持脸部卫生。洗漱用具不要与他人共用。冬天提倡用冷水洗脸，用干毛巾擦脸，以提高御寒能力。

口腔卫生与口腔疾病的发生有很大关系。良好的口腔卫生能使口腔和牙齿保持健康，发挥正常的生理功能，从而防止口腔疾病。口腔卫生主要

是清除牙菌斑、软垢、牙石和食物碎屑，口腔保健的方法是漱口和刷牙。

1. 漱口 是保持口腔卫生最简易的方法。一般漱口只要用清水即可；当口腔有炎症存在时，可用爽口液或 2％的盐水或加入其他消炎药。

（1）漱口的目的：清除口腔内的食物残渣、软垢，暂时减少口腔内微生物的含量，保持口腔清洁，防止口臭及口腔疾病。

（2）漱口的时间：一般在饭后即刻进行，每次含漱 2～4 口。口腔有炎症时，可每半小时含漱 1～2 次，每次连续含漱 1～2 口即可。

2. 刷牙 刷牙是口腔卫生措施中最有效的方法，掌握正确的刷牙方法，能除去牙菌斑、软垢和牙缝里存留的食物残渣，部分色素，并有牙龈按摩作用。

（1）刷上牙时自上而下顺着牙缝刷，刷下牙时自下而上顺着牙缝刷，刷下前门牙时可将牙刷竖起做提上的动作，刷上前门牙时可做拉下动作，上下牙的对合面可以横刷。

（2）刷牙的最佳时间。"333"刷牙新方法：每天刷牙 3 次，每次在饭后 3 分钟内，每次刷 3 分钟，刷牙后不再进食。

（3）牙刷的保护与消毒。不可煮沸消毒，不可多人混用等。

（4）牙刷的更换。一支牙刷一般可用 3～6 个月，有弯曲线或刷毛脱落时应更换。

（5）提倡用温水刷牙。

（五）眼、耳、鼻的卫生

1. 眼的卫生保健

（1）讲究个人卫生，提倡用流水洗手、洗脸，不用脏手揉眼，保持眼部清洁。

（2）手绢、毛巾、脸盆要自用自保管，外出不用公用毛巾，公用脸盆要洗净后再用。

（3）单位或家庭中如有沙眼、红眼病等患者，脸盆、毛巾、手绢要绝对分开。如有接触，要将手洗净，必要时可滴氯霉素眼药水。当患眼病时，要及时诊治。

（4）平时加强防护，避免强光刺激，不要在弱光下看书写字，避免风沙，防眼外伤。

2. 耳的卫生保健

（1）清除耳垢。耳垢一般可自然排出，如耳垢较多时可请别人用竹制耳勺或镊子轻轻取出。注意不要用金属尖锐的东西掏耳。

（2）预防噪音，防爆裂声，防止进水。

（3）预防感冒，慎重用药。

3. 鼻的卫生保健　擤眼、鼻时要用干净的手绢；不要用手抠鼻子；揩鼻涕时要左右鼻孔交替进行，不要用力过猛。

第二节　饮食卫生

一、几个概念

1. 食源性疾病　指通过食物传播给人的一系列传染病。包括肝炎、痢疾、伤寒、霍乱等肠道传染病；炭疽病、口蹄疫、猪瘟、猪丹毒、猪出血性败血症、结核、禽流感、猪链球菌感染、布氏杆菌病、钩端螺旋体病等人畜共患的传染病；绦虫病、囊尾蚴病、旋毛虫病、弓形虫病等人畜共患的寄生虫病。

2. 食物中毒　指食用有毒食物，或食用被化学毒物污染或被致病性微生物污染的食物而引起的一类疾病的总称。

二、食品污染

（一）食物本身存在的毒物

1. **有毒动物类**　毒鱼类包括鲀毒鱼类、含高组胺鱼类、胆毒鱼类、肌肉毒鱼类、肝毒鱼类、卵毒鱼类、血清毒鱼类、黏液毒鱼类。

（1）鲀毒鱼类：典型的品种是河豚鱼，致病物质是河豚毒素，属于非蛋白质的神经毒素，毒性强，0.5毫克能毒死一个体重70公斤的人。毒素主要存在于鱼的卵巢、肝脏、血液、眼、皮肤、鳃。

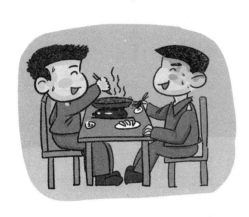

（2）高组胺鱼类：主要是海产青皮红肉类，如金枪鱼、鲭鱼、沙丁鱼。致病物质是组胺引起过敏，很少引起死亡。

（3）胆毒鱼类：主要品种是淡水养殖的青鱼、草鱼、鲢鱼等。致病物质是胆毒素，多损害肝、肾，能引起死亡。

2. **有毒植物类**

（1）豆浆：生豆浆中含有皂素和抗胰蛋白酶，只有加热到90℃时才能被破坏，由于皂素受热膨胀，当加热到80℃时，形成泡沫上浮，出现"假沸"，如误认为烧开，食用后就会发生中毒。

（2）四季豆：含有皂素和红细胞凝集素等有害物质。在彻底加热后（四季豆由青变黄时）能破坏，完全除去毒素。

（3）发芽的马铃薯：含有龙葵素，食用时去皮、去芽、挖去芽胚周围的组织、加热后可去毒。

（4）黄花菜：鲜黄花菜含有秋水仙碱，它本身无毒，但在肠道可氧化成二秋水仙碱，刺激胃肠和损害肾脏。食用前用开水捞一下可去毒。

（5）毒蘑菇：含有胃毒素、神经毒素、血液毒素。主要损害肝、肾，病死率高，应加强鉴别，防止误食。

3. 大米陈化 谷类贮藏时间过长、温度过高、湿度过大、氧气充足时，会加剧谷类自身的呼吸作用，同时其中污染的微生物也会迅速生长繁殖，致使谷类及其制品腐烂变质。此时粮食中的蛋白质、淀粉、维生素等营养成分含量降低，同时霉菌产生的毒素有致癌作用。对陈化粮可通过感官鉴别。

色泽：新鲜大米呈清白色或精白色，具有光泽，呈半透明状；霉变大米表面呈绿色、黄色、灰色、褐色、黑色。

气味：新鲜大米具有正常的香气味，陈化大米有霉变气味、酸臭味、腐败气味及其他气味。滋味：新鲜大米味佳、微甜、无任何异味，陈化大米有酸味、苦味及其他不良滋味。

外观：新鲜大米大小均匀、坚实丰满，陈化大米有碎米、爆腰、腹白、有结块、表面可见霉菌丝、质地疏松。

4. 劣质油 指油脂酸败或使用泔水油和废弃油。油脂酸败后酸价、过氧化值升高，有"哈喇"味，食用后易引起中毒。油脂在高温作用下产生苯并（a）芘、N-亚硝基化合物，这两种物质均有致癌作用。对劣质食用油可通过感官鉴别。

（1）正常食用植物油色泽为黄色而透明，劣质食用植物油因油料酸败、掺假等原因而变褐色，液体混浊，有大量悬浮物或沉淀物；正常食用植物油有特有的香味，劣质食用植物油有霉味、焦味、"哈喇"味、苦味等不良气味；正常食用植物油加热后不变色，无沉淀物析出。

（2）正常食用动物油（猪油）色泽极白或微黄，透明无浑浊、无悬浮物，劣质食用动物油（猪油）色黄或褐色、浑浊，在油脂表面有异物；正常食用动物油（猪油）有其固有的香味，变质油有"哈喇"味；正常食用动物油（猪油）无味，变质油有焦味、苦味、霉味等异味。

（二）食品腐败变质

食品腐败变质的原因：以食品本身的组成和性质为基础，在环境因素的影响下，主要由微生物、环境因素、食品本身三者互为条件、互相影响、综合作用的结果。

1. 微生物污染　常见的有细菌、霉菌、酵母菌。

2. 环境因素　温度、湿度、阳光、水分。温度37～40℃，相对湿度70%，是微生物繁殖的最适宜条件；紫外线和氧气的作用加速油脂氧化和酸败；水是微生物繁殖的基础，又可促进酶的活性，使食物霉变。

3. 食品本身　食物中的酶类、蛋白质、脂肪、糖、无机盐、水分、酸碱度、渗透压等对食品中微生物繁殖的速度都有影响。蛋白质在酶和细菌作用下发生分解，腐败变质，产生吲哚、酚、醇类、胺类和各种有机酸及硫化氢。脂肪在紫外线和氧气的作用下产生过氧化物和氧化物，最后形成脂酸，使酸度（或酸价）增高，产生醛酯酸败产物和酮酸败产物。感官检查有"哈喇"味。碳水化合物在酶的作用下，发生酵解，产生醇、醛、酮羧酸，使酸度上升。

（三）化学污染

如农药污染、放射污染、工业"三废"污染、食品添加剂、食品容器和包装材料污染。

（四）食品污染的途径

食品污染的途径主要有：食品在生产加工、运输、贮藏、包装过程中的人为和意外污染。

三、预防食物中毒的措施

（一）健全食品索证管理制度

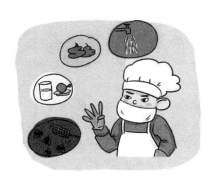

不购买有毒有害食品及原材料，使用新鲜的食品及原材料，不使用非食品原料，不乱用食品添加剂；叶菜类蔬菜含有较多的硝酸盐和极少的亚硝酸盐，当蔬菜不新鲜时，蔬菜中的硝酸盐在硝酸盐还原菌（如大肠杆菌、沙门氏菌）的作用下还原为亚硝酸盐。而亚硝酸盐能使低铁血红蛋白氧化为高铁血红蛋白，使血红蛋白失去携带氧的功能，引发人体缺氧。

（二）防止食品污染

1. 食品及原材料专屋存放，防止农药、化学性物品污染和生熟交叉污染。

2. 加强防尘、防蝇、防鼠措施，防止昆虫和鼠类动物接触食品。

3. 经常洗手和消毒手部，使用食品夹拿食品，防止人为污染食品。

（三）防止食品腐败变质

1. **低温保藏食品**　$-2 \sim 15℃$冷藏，$-23 \sim -12℃$冷冻。

2. **高温杀菌**　绝大多数微生物繁殖体在60℃左右经过30分钟可杀死。

3. **干制贮藏**　又称脱水贮存，即晒干、风干、加热干燥。

4. 腌制贮存 即提高渗透压的方法，常用盐腌、糖渍、酱渍、酸渍。但应注意腌制菜内含有亚硝酸盐，特别是腌制一周内的菜，亚硝酸盐含量很高，易引发亚硝酸盐中毒；老酸水中亚硝酸盐含量高，如泡菜易引发亚硝酸盐中毒。

5. 辐照贮藏 利用辐射线照射食品，以达到杀菌、杀虫、抑制发芽、推迟成熟。

6. 化学贮藏 利用防腐剂、抗氧化剂延缓食品内化学反应速度。

7. 气调贮藏 在食品包装中加氮气、二氧化碳或造真空，制造缺氧环境。

（四）注意加工过程

1. 食品烧熟煮透，中心温度达70℃。

2. 防止从业人员带菌上岗，即每年一次体检，持健康证上岗。

3. 经长时间贮藏的食物在食用前应彻底加热，至中心温度达到70℃。

4. 蔬菜粗加工时用食品洗涤剂溶液浸泡30分钟后再冲洗，可去除部分农药。

（五）不吃剩饭、剩菜

食品从加热后至自然冷却，需要很长时间，如长时间处于常温状态下，残存在食品中的微生物大量繁殖，而且还会产生毒素，如再次食用极易引发食物中毒。

（六）加强餐具消毒

消毒是指用物理或化学方法杀灭病原微生物。常用的方法有：

1. 煮沸消毒 100℃煮沸15分钟。

2. 蒸气消毒 温度不低于90℃，时间不少于15分钟。

3. 化学消毒　常用含氯消毒剂，如"84"消毒剂，有效氯浓度必须达200 ～ 250 ppm。

四、从业人员卫生要求

1. 食堂从业人员和管理人员，心须经卫生知识培训，掌握有关食品卫生的基本要求。普通从业人员每年应培训15学时，管理人员每年应培训20学时，经考试合格取得卫生知识培训合格证后方可上岗。

2. 食堂从业人员，每年必须进行一次健康体检。新参加和临时参加工作的食品生产经营人员，都必须进行健康体检，取得健康证后方可上岗。凡患有痢疾、伤寒、病毒性肝炎等消化道传染病（包括病原携带者），活动性肺结核，化脓性或渗出性皮肤病以及其他有碍食品卫生疾病的，不得从事接触直接入口食品的工作。在从事食品生产经营时如出现咳嗽、腹泻、发热、呕吐等有碍食品卫生疾病的，应立即脱离工作岗位，待查明病因、排除有碍食品卫生的疾病或治愈后，方可重新上岗。

3. 食堂从业人员应有良好的个人卫生习惯，必须做到：

（1）工作前、处理食品原料后、便后用肥皂及流动清水洗手，接触直接入口食品前应洗手消毒。

（2）穿戴清洁的工作衣帽，并把头发置入帽内。

（3）不留长发、涂指甲油、戴戒指、戴耳环、戴手镯加工食品。

（4）不得在食品加工和销售场所内吸烟。

（5）勤洗澡、勤理发、勤换工作服、勤换被单。

第三节　训练卫生

军队的基础在于士兵，士兵的素质是军队战斗力的基本要素。新兵训练是整个军事训练工作的基础工程，是建设部队战斗力大厦的"奠基石"。因此，提高部队战斗力，必须从新兵抓起。

新兵训练的目的是让新战士实现由老百姓向合格军人的转变。要实现这一转变，必须严格按照大纲规定的共同训练内容，逐个课目地进行学习、训练，全面掌握一个普通军人必须掌握的基本常识和基本技能。因此在训练中应做到以下几点。

一、切合实际，抓训练的质量指标

在确定训练的质量指标时，一定要切合实际，充分考虑到新兵的承受能力，既不能定得过低，也不能定得过高。通常以新兵能了解基本常识、学会基本技能为宜。坚决杜绝偏训、漏训的现象发生。比如队列训练是战术、技术训练的基础，是培养军人作风的有效方法，是新兵训练的起点。因此，把队列训练作为新兵训练的重点是无可非议的，但训练中也容易出现过分偏重队列训练，忽视其他训练的现象。要认识到，新兵训练与其他训练一样，都要坚持练为战的指导思想，要看到全面打牢军事素质是新兵训练的基本要求，搞单项冒尖，对新兵训练的危害更大。新兵训练尤其要强化法规意识，严格按纲施训，依法治训，克服新兵训练中的随意性，从根本上纠正偏训、漏训。

二、符合规律性，科学安排训练进度

在训练进度安排上，要符合规律性，在新兵训练的总体安排上应按

适应、强化、提高的步骤进行。新兵训练前期，针对其刚到部队，对部队有一个了解适应过程的实际，在训练内容安排上，重点安排一些体力消耗不大，容易理解掌握的科目，如条令基本常识、卫生防护、投弹、器械体操等，在确保新兵思想稳定的同时，加大训练的强度和难度；在训练中期，抓住新兵已基本适应部队，以及部队开训之初训练氛围比较浓厚的有利时机，重点安排一些强度较大的体能科目、战术科目和强度较大的技能科目，如障碍、越野、射击、战术基础等实施强化训练；训练后期，结合考核验收，进行全面补训、复训、固强补弱，抓好训练质量的提高。这样安排比较符合循序渐进、由简入繁、由易到难的训练原则，新兵容易接受，训练效益化比较高。

三个月的新兵训练，可以说是很辛苦，在某种意义上甚至是残酷的，五公里越野，十几分钟、几十分钟的站军姿，对于现在这些生在蜜罐里，娇生惯养长大的新战士来说，实实在在是一种考验。针对这种情况要做到：

（一）以革命传统教育，引导新兵克服怕苦怕累的思想

作为新兵训练的组织者，尤其要注意把革命传统教育作为有力武器，提高新战士克服困难的勇气和能力。要搞好思想教育，深入进行艰苦奋斗教育，讲清我军之所以能够从偏僻落后的山沟里，从二万五千里长征中，从荒凉贫瘠的陕北高原上发展起来，靠的就是艰苦奋斗，要让新战士认识到我军成长的历史，教育新战士"要想炼成钢，就得不怕进熔炉"。

（二）以骨干作用，提高新兵克服困难的勇气

要自觉以苦为荣，以苦为乐，在本职工作岗位上把思想练强，技术练精，作风练硬。同时，干部、骨干要跟班作业，以身示范，提高新战

士克服困难的勇气，"打铁先要自身硬"。基层军官既是训练组织者，又是受训者。实践证明，训练好的单位，其军官大都身先士卒，自身素质过硬，干部、骨干带头练，才能激发新兵尚武、精武的自觉性。"喊破嗓子，不如做出样子"，新战士对干部、骨干的看法是单纯的，如果干部、骨干素质过硬，训练认真，那么新战士会在其影响下自觉苦练，反之练兵动力就无从谈起。

新战士训练时间紧、内容多、要求高，而如今的新兵大部分从小没吃过苦，加之缺乏体育锻炼，身体较弱。针对这种情况，要做到科学组织，向训练要效益。训练必须讲究方法，注重实效，科学练兵，要注意合理安排训练计划。在安排新战士训练计划时，应本着"体能科目逐步练，技能科目集中练，其他科目穿插练"的原则，进行科学搭配。体能科目的训练难度较大，本着由易到难、经常锻炼原则，逐步提高。连队可组织新战士每天进行仰卧起坐、俯卧撑、引体向上、中短跑等辅助动作的练习，进一步增强新战士的速度、力量、耐力和身体协调性，在此基础上，逐步进行技巧和综合性练习。技能科目，通常情况下应集中一段时间进行训练，可以在体能、技能科目训练的间隙进行，穿插安排抓训练，一定要向正课要效益。首先应把正课时间安排得紧凑，团、营应统一协调训练场地；营、连在组织训练时，可根据各种保障器材的多少，编成几个组，每个组训练一个科目（内容定时交换），以便充分利用现有保障器材，提高单位时间内的训练效益。其次，要坚持按程序、按步骤严抠细训。按照规范的程序和步骤训练，其本身就是科学练兵。所以，必须老老实实分步细训，只有不漏步骤，不跳步骤，严格按规范细训，才能扎扎实实打牢新兵基础。抓训练的科学性，主要应做到三点：

一是规范训练步骤，适应军事训练的内在规律。我军的种类训练，在长期实践的基础上形成了一套相应的训练步骤和方法。这些步骤和方法具有一定的针对性、规范性和科学性，既符合我军训练实际，又符合军事训练的内在规律。各种训练只能按其相应的训练方法施训，才有可能收到最佳的训练效益。因此，新兵训练必须严格按照总部规定的"理论学习、讲解示范、体会练习、考核验收"的方法步骤施训。理论学习，就是通过课堂教学或自学，让新兵首先在理论上对所要掌握的内容建立一定的思维模型，搞清是什么、为什么。讲解示范，就是结合实物或模拟器材，在现场、在实地边讲边做，使新兵正确理解动作要领，建立完整的动作定型，形成直观的动作观念。体会练习，就是在新兵对所要掌握的技术革新技能形成一定感性认识和理性认识后，使其通过反复的实际演练，形成熟练的技术技能。考核验收，就是通过考核，检验新兵训练成果，进一步改进组训方法，激发新兵竞争心理。这四个步骤体现了先理论后实践，由浅入深，循序渐进的训练规律，可以精讲多练，以练为主，但步骤不可缺少，不可颠倒。在以往训练中，有的单位急于求成，搞跳跃，走捷径，没学理论就搞实际练习，或者只学理论不搞实际操作，结果训练"夹生"，影响了训练质量，这些违反训练规律性的现象，必须加以纠正。

二是突出单个教练，注重严抠细训。新兵训练主要是解决单兵对基本知识和动作的掌握问题。因此，在训练中必须突出单个教练，注重严抠细训，每一个战士，每一个课目，每一个内容，每一个动作，都要严格规范，精益求精。当前，部队在组织新兵训练时普遍存在着集体训练多、单个教练少的现象。班长喊哑了嗓子，新兵练肿了腿和胳膊，效果却不好。一个班、一个排拉出来，一搞单个教练问题就出来了。搞好单个教练，应以教材规定的动作要领为依据因人施教，防止片面追求整齐划一的形式主义。

三是坚持"两严"方针，从实战需要出发进行训练。严格训练，严格要求，历来是练兵之要诀。古人云"慈不掌兵"，也是这个道理。严格训练对新兵来说尤为重要。一方面，新兵训练既是从头开始，又多属基础科目，严格施训易于规范。另一方面，新兵是部队的新生力量基石，使他们在严格的训练中养成良好的战斗作风，优良的军政素质，对于整个部队正规化训练秩序的建立、发展和战斗力的提高，有着十分重要的奠基作用。当然，严格训练还必须照顾到新兵的特点，将严格训练与科学态度有机地结合起来，要严得合理、严得有理、严得有度。既要强调苦练，又要以训练大纲、教材为准绳。

（三）训养结合，以养促训

良好的军事素质离不开严格的养成，抓养成不仅可以加快新兵由老百姓到军人的转变，还有助于提高新兵训练质量，培养军人"一切行动听指挥"的作风。一是要让新兵认识到维护军队、军容、军风与国威、军威和提高战斗力的重要意义，提高养成的自觉性。二是严守条令不走样。新训期间，要严格按照条令、条例规范新兵言行，根据新兵特点，用形、声、像、求直观地反映理论，做到学到哪示范的动作到哪。如礼节礼貌训练，应紧密结合条令学习和传统教育，把平时官兵亲密无间的兄弟关系联系起来，增强教育的针对性，有条件的可把新兵在训练场、各种集体活动、宿舍、饭堂、外出的不同场合举止言行记录下来，及时讲评讨论，既加深新兵印象，又形象、生动、直观、易懂。把严格的军事训练与养成紧密联系起来，要通过狠抓军事训练的正规化促进养成，把养成管理贯穿于军事训练始终，一举一动按条令实施，克服操场严、平时松的现象，做到训练场上一丝不苟，课余时间不忘养成教育。三是要创造一个良好的养成环境。抓好新兵的养成教育，要有一个良好的养成环境。如营门设整容镜，主要通道设养成牌，营区设养成检查站，醒目的标志，严格的检查，可处处提醒新兵注意，规范言行举止。四是新训骨干要有良好的形象。新兵具有模仿性强的特点，新训干部、骨干的一言一行，对他们产生直接的影响，因此特别强调干部、骨干要成为新兵的表率和"模特儿"，要求新兵做到的，干部、骨干首先自己做好，要求新兵不做的，干部、骨干带头遵守。

新兵训练是部队训练的基础，在训练场地、器材和经费等方面应优先给予保障，确保新兵训练顺利进行。新兵训练体力、精力消耗较大，应在生活上适当给予补助，同时要根据新兵原籍生活习惯，搞好伙食调剂，使新兵吃好、吃饱、住好。带兵干部、骨干要针对新兵在各个时期的思想活动特点，及时有效地开展多种形式的思想政治工作，关心新战士的生活和成长进步，使他们充分感受到部队"大家庭"的温暖和欢乐，激发他们苦练军事技能的内在动力。

四、把握好训练要求严与新兵感情脆弱的关系

（一）加强教育，增强爱兵习武热情

在新兵训练中，应注重以提高新兵兴趣，开发新兵智力入手，在训练中充分利用幻灯、闭路电视、电影等现代化教学设备和有效的教学手段，结合理论学习，基础动作，开展小型练兵、小竞赛，激发练兵习武热情。

（二）为后进战士鼓劲，恢复其自信心

要考虑到新兵的素质不一样，有好一点的，也有差一点的，个别战士有可能会因身体素质差、接受能力差，训练成绩上不去而受到班长、干部

的批评而产生自暴自弃的情绪。此时应及时以个别谈心为主要途径，及时为后进战士鼓劲打气，使之树立信心，让他们看到自己的优点，同时不再视训练为畏途。干部在这些战士的身上要下更多的力气，用爱心去关怀他们，让他们感受到集体的温暖。

五、科学检验训练结果

（一）量化考核标准

科学的训练需要科学的检验，在这方面，可以量化考核标准，按"四会"，"三手"等评定准则，进行评比竞赛，使考核更科学化、标准化。对不合格者要坚决复训、补训。新兵的好胜心强，新兵考核验收要

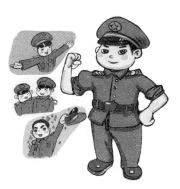

多搞以班排层次的评比竞赛，以达到互相观摩、取长补短、交流经验、共同提高的目的。

（二）考核不宜过多，重实效

要克服考核过频的倾向。新兵训练考核的次数过多过频，容易打乱新兵训练的正常秩序，导致新兵训练完全处于应付考核的状态，使新兵思想压力过大，甚至会对训练产生厌倦情绪和逆反心理。因此，新兵训练切忌层层考、反复考，以使新兵用更多的时间练动作，扎扎实实打牢基础。

第四章
预防接种知识

第一节　基本概念

一、预防接种

预防接种是部队根据疾病控制工作目标和预防接种规划，通过接种人工制备的生物制品，将抗原或抗体注射于人体，使人体获得对某种传染病的特异免疫力，以提高个体或群体的免疫水平，预防和控制相应传染病的发生和流行的预防措施。例如，接种乙肝疫苗预防乙型肝炎，接种破伤风类毒素预防破伤风等。

二、疫苗

传统疫苗是用人工变异或从自然界筛选获得的减毒或无毒的活的病原微生物制成的制剂，或者用理化方法，将病原微生物灭活制备的生物制剂用于人工自动免疫，以促使人或动物产生免疫力。这些制剂被称为疫苗（多用于预防），即疫苗是由病原体制成的。

国内常将细菌制作的人工主动免疫生物制品称为菌苗，将病毒、立克次体、螺旋体等微生物制成的生物制品称为疫苗。现在国际上一般将细菌性制剂、病毒性制剂以及类毒素统称为疫苗。

现代疫苗是一种利用现代分子生物学技术，使用抗原通过诱发机体产生特异性免疫反应，以预防和治疗疾病或达到某种特定的医学目的的生物制剂。

三、人工自动免疫

是用人工方法将免疫原性物质制成的生物制品接种于人体，使机体自行产生特异性免疫力，以预防传染病。

疫苗一般分为灭活疫苗、减毒活疫苗、组分疫苗（亚单位疫苗）、基因工程疫苗等。灭活疫苗一般选用抗原性好的细菌、病毒或立克次体经培养处理后灭活而制成，如流行性脑脊髓膜炎、狂犬病疫苗等。这类疫苗已失去致病力而保持抗原性，接种后不能生长繁殖，依靠其抗原性刺激机体产生抗体而获得免疫。灭活疫苗的缺点是免疫效果较差，免疫持续时间短，需要多次注入才能使人体获得较高而持久的免疫力。减毒活疫苗一般选用无毒或毒力减弱而抗原性很高的细菌、病毒或立克次体培养繁殖后使其失去毒性或毒力减弱的活体制成，如麻疹疫苗、脊髓灰质炎疫苗等。这类疫苗进入机体后有一定程度的生长繁殖能力，可长期刺激机体，具有接种剂量小，接种次数少，免疫效果好，免疫持续时间长等优点。类毒素也属于自动免疫制品，它是将细菌产生的外毒素进行脱毒后，成为无毒而仍保留抗原性的生物制品，如破伤风类毒素、白喉类毒素、肉毒类毒素等。

四、人工被动免疫

是用含有特异性抗体的免疫血清接种人体，使人体立即获得保护性免疫的一种方法。常用的制剂有免疫血清和一些血液制品。免疫血清是将抗原物质免疫人、马或其他动物取其血清制成，是抗毒素、抗菌、抗病毒血清的总称，如破伤风抗毒素、白喉抗毒素、抗狂犬病血清等免疫血清。免疫血清含有大量的抗体，注入机体后使机体获得被动免疫。

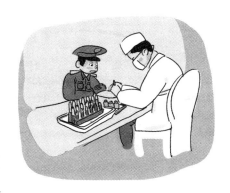

血液制品是利用健康人的血液或健康产妇胎盘血液经分离提取或其他技术制成的单项血液制品，如乙肝免疫球蛋白。用于被动免疫制剂的优点是注射后能立即起作用，但免疫持续时间短，一般为 1 ～ 4 周，因此不宜用于大面积预防接种。如被狂犬咬伤后，在伤口周围立即注入抗狂犬病血清能够中和伤口处的狂犬病毒；麻疹易感儿童若能在接触麻疹患者后及时注射丙种球蛋白，能起到预防发病或减轻症状的作用。

五、被动自动免疫

是将被动免疫与自动免疫相结合的一种免疫方法。如乙型肝炎表面抗原阳性的母亲产下新生儿后，为了防止母亲的乙肝病毒垂直传播感染婴儿，24小时内用乙肝特异免疫球蛋白进行被动免疫以获得暂时的保护，并在1周后进行全程乙肝疫苗预防接种以产生较持久的自动免疫。被动免疫虽然是暂时的，但可在暂时免疫的保护下，使机体产生较持久的自动免疫。

六、常规预防接种

是部队有计划、有组织、科学地使用生物制品，对部队官兵按照一定免疫程序实施的预防接种，以预防相应的传染病，提高人群免疫水平，达到控制以至最终消灭相应传染病的目的。常规预防接种强调科学性和计划性。

七、应急预防接种

是在传染病暴发或预测可能有传染病流行或部队执行军事演练或非战争军事斗争任务时，需要进入传染病流行或可能流行区域时，对执行任务人员采取的一种紧急预防接种措施，以在短期内提高易感人群对某病的免疫水平，达到预防、控制或终止某病传播蔓延的目的。应急预防接种强调快速，接种对象范围较宽，常常是整个人群或在一特定人群中针对预防某种疾病进行单一疫苗一次性接种。如某地为森林脑炎流行区，某部需要进驻开展军事演习，为了预防森林脑炎的暴发，对参与此次军事演习的所有人员接种森林脑炎疫苗。明确应急预防接种的概念之后，还要注意定期接种、突击接种、暴露后接种等名词概念的区别，它们是以接种时间划分的预防接种组织形式。

1. **定期接种** 定期接种是指按一定的周期对应接种部队人群的免疫程序，进行常规的预防接种。这种接种形式适用于部队院校和部队执行新训任务的基层单位，是部队实施预防接种工作中最主要的接种形式。

2. **突击接种** 突击接种是指选择适当时间，在短期内组织一定的人力、物力，对应接种人群实施接种。这种接种形式多是平时部队有传染病疫情暴发或战争、灾害救援、军事演习等情况发生时，对可能受到某种疾病流行威胁的人群，在短期内实施的突击接种，属于应急预防接种。

3. **暴露后接种** 暴露后接种是指已知或疑似暴露于某种传染源后的预防接种，也属于应急预防接种。最常用的有狂犬病疫苗接种，一旦被患狂犬病的动物或疑似携带狂犬病病毒的动物咬伤，一般要求在暴露后24小时内进行第一次接种。若咬伤在上肢、头部或伤势较重，宜同时注射抗狂犬病病毒血清或特异性免疫球蛋白进行被动免疫。用乙型肝炎疫苗阻断母婴传播也属于暴露后接种。

应急预防接种与常规预防接种一样，按机体获得方式分人工自动免疫与被动免疫以及被动自动免疫。

第二节　部队预防接种的意义

一、预防接种的作用

疫苗作用于人类的免疫系统，在保护人类健康方面影响是巨大的，疫苗使人类在面对传染病的威胁时，首次化被动为主动，在降低死亡率和提高人均寿命方面发挥了不可替代的作用。疫苗也是有史以来被科学家公认的五个医学发展史上的重大发明、发现。通过疫苗接种，人

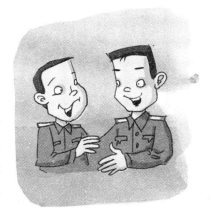

类已经消灭了天花，有效控制了脊髓灰质炎、麻疹等十余种传染病。在部队这个肩负特殊使命的群体中，开展预防接种工作，是减少非战斗减员、保障官兵健康、提升部队战斗力最有效的手段。

二、外军疫苗接种情况

美国从独立战争开始，就意识到对官兵实施预防接种，对于提高战斗力有强大作用。20世纪80年代，美军就已经为全军官兵制定了免疫联合条令，为防止海湾地区传染病在美军中发生，战争开始前对大量参战人员接种了新型破伤风疫苗、白喉疫苗、流行性腮腺炎疫苗、麻疹疫苗、风疹疫苗、脊髓灰质炎疫苗、脑膜炎疫苗、流感疫苗等，但由于海湾地区传染病太多，对美军构成极大威胁，为减少病员，美军除对驻沙特部队进行预防接种和服用预防药外，对执行特种作战任务的部队还进行黄热病、乙肝、鼠疫、伤寒、狂犬疫苗接种，用丙种球蛋白预防甲型肝炎，并大量使用乙肝疫苗。共投入使用疫苗15种，并有详细完备的免疫规划。美军疾病控制工作十分出色，海湾战争中，尽管有少数病例，但都得到早期诊断和治疗，未给任何部队造成长期减员。海湾战争后，美军国防部在1993年11月26日发布了关于生物防护疫苗的开发、采购、储备有关的政策、责任与程序的新条令《国防部生物武器防护的免疫计划》，1995年11月1日实行陆海空三军、海岸警卫队、海军陆战队免疫与化学预防及常规免疫计划，为不同部队拟定了包含17种疫苗的接种方案。

海湾战争时，英军接种了常规疫苗，包括黄热病、破伤风、伤寒、脊髓灰质炎、霍乱、脑膜炎、甲肝免疫球蛋白等。加拿大军队也实施了生物战剂免疫防护计划，其所采用的疫苗与英军相同，大约有半数军人接种了鼠疫/炭疽/百日咳疫苗。法军"幼鹿"师的防护计划，一是疫苗接种，除了规定的防护（BCG、DT、伤寒Vi、脊髓灰质炎、乙肝）外，还实施了其他免疫（流感、脑膜炎、脑脊髓炎、黄热病），使参战人员能够预防新的传染病；二是在无专用疫苗时，通过强力霉素抗生素防炭疽或鼠疫。

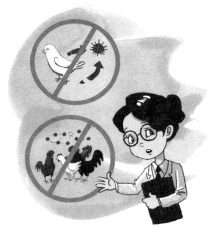

阿富汗与伊拉克战争期间，美军在部署前进行的常规预防接种项目有：对所有人接种甲肝疫苗、麻疹－流行性腮腺炎－风疹减毒活疫苗、破伤风－白喉疫苗和流感疫苗，其他疫苗遵医嘱对人员进行选择性的预防接种。针对可能的生物武器袭击，对参战军人与随军记者大规模接种了天花和炭疽疫苗，美国政府将强制要求50万名美国军人接种。

目前，世界上有47个国家实施强制性的军队疫苗接种方案。

三、我军预防接种情况

我军是从1978年实施预防接种策略。根据《军队预防接种管理办法》要求，在我军已经形成常规接种和应急接种两种形式。其中常规疫苗接种，使全军部分传染病发病率大幅度下降；应急接种，在我军多次执行国内外自然灾害和重大活动保障任务中使用，并取得了较好效果。

第三节 预防接种的疫苗种类

一、我军目前实施接种的疫苗

1. 常规接种疫苗 目前我军执行的是新兵（学员、学兵）全员接种，包括乙肝疫苗、破伤风类毒素和流脑（A群、C群）疫苗。其他人员根据当地疫情、部队任务和防病需要等确定接种对象和疫苗种类。如进驻广州战区部队需增加接种伤寒Vi多糖疫苗，进驻南京战区部队需增加接种钩端螺旋体菌苗。

2. 军队战时需接种疫苗 甲型肝炎疫苗、乙型脑炎疫苗、双价肾综合征出血热疫苗、麻疹—风疹—腮腺炎三联疫苗、吸附精制破伤风类毒素、A+C群脑脊髓膜炎球菌疫苗等。同时根据进驻不同地域增加不同疫苗。如钩体疫苗、森林脑炎疫苗等。

3. 受到生物威胁的部队，实施应急接种的疫苗 如天花疫苗、鼠疫减毒活菌苗、炭疽减毒活菌苗、布氏菌减毒活菌苗、黄热病疫苗等。

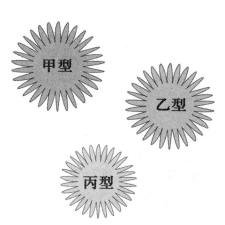

二、我国目前儿童计划免疫接种的疫苗

《中华人民共和国传染病防治法》第12条明确规定：国家实行有计划的预防接种制度。国家对儿童实行预防

接种证制度。

目前我国儿童计划免疫共接种8种计划内疫苗，即卡介苗、乙肝疫苗、脊髓灰质炎疫苗、百白破三联疫苗、麻疹疫苗、乙脑疫苗、流脑疫苗（A+C）、甲型肝炎疫苗。

这8种疫苗可预防10种疾病，分别为结核病、乙型病毒性肝炎、脊髓灰质炎（小儿麻痹）、百日咳、白喉、破伤风、麻疹、流行性乙型脑炎、流行性脑脊髓膜炎（A+C群）、甲型肝炎。

三、其他疫苗

随着生物科技的飞速发展，近十年来各种疫苗及生物制品不断出现，特别是对新发传染病的预防具有十分重要的意义，如甲型H1N1流感的预防。目前已经研制成功或市场应用的新疫苗、联合疫苗及基因疫苗等达数十种之多，为传染病的预防和控制发挥了极大的作用。如霍乱疫苗、戊肝疫苗、水痘疫苗和麻疹—风疹—腮腺炎三联疫苗等。

第四节　疫苗接种方法、接种反应与注意事项

一、疫苗接种的途径和方法

预防接种的途径和方法主要有四种，分别是：

1. 皮上划痕。

2. 注射，包括皮下注射、皮内注射、肌内注射。

3. 口服。

4. 喷雾吸入等。

二、疫苗接种的反应

疫苗虽经灭活或减毒处理，但毕竟是一种蛋白或具抗原性的其他物质，对人体仍有一定的刺激作用。其实这也是人体的一种自我保护，就像感冒发热一样是机体在抵御细菌或病毒。

1. **正常反应**　局部反应如轻度肿胀和疼痛。百白破疫苗接种后，出现硬结就是吸附制剂接种后常见的现象。接种疫苗后的全身反应有发

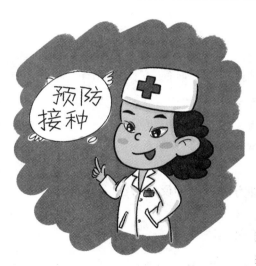

热和周身不适，一般发热在38.5℃以下，持续1～2天均属正常反应。无论局部还是全身的正常反应，一般不需要特殊处理，多喝水、注意休息即可。如果高热，可服用退烧药，做物理降温，吃些富营养又宜消化的食物，并要注意观察病情变化。有时会赶上接种疫苗刚好和其他疾病偶合的情况，只有仔细地观察和分析才可鉴别。万万不可以看到接种后发热就只想到接种反应，遗漏了原发病造成误诊。

2. **异常反应**　局部感染、无菌性脓肿、晕针、癔病、皮疹、血管神经性水肿、过敏性休克等。遇到晕针、过敏性休克应立即平卧、头部放低、口服温开水或糖水；与此同时立即请医生做紧急对症处理。出现

皮疹，可在医生的指导下应用脱敏药。出现过敏性休克一般表现为接种后很短时间内面色发白、四肢发凉、出冷汗、呼吸困难，甚至神志不清、抽风等。此时一般医生会立即进行皮下注射肾上腺素，同时给予激素和脱敏药观察治疗。

三、疫苗接种前的注意事项

下述人员或情况，应推迟或避免接种。

1. 正在发热，特别是高热时，或伴有明显的全身不适的急性症状时，应暂缓接种疫苗，以免接种后加剧发热性疾病。

2. 急性传染病的潜伏期、前驱期、发病期或恢复期，若接种疫苗，有可能诱发或加重原有病情。

3. 慢性疾病的急性发作期也需推迟接种，待好转后补种。

4. 1周内严重腹泻的患者要暂缓服用脊髓灰质炎疫苗。过敏性体质的人接种疫苗常会引起过敏反应。

5. 吃蛋白质后出现荨麻疹、喉头水肿、低血压和休克、腹痛、腹泻等过敏反应的人，不应接种某些用鸡胚组织制成的疫苗，如黄热病疫苗、流感疫苗等。

6. 对抗生素有过敏史者不应接种含有该抗生素成分的疫苗。

7. 接种疫苗前对医生要如实回答自身情况。

8. 口服疫苗时，前半小时内不能喝热水，应用温或冷开水送服。

四、疫苗接种后的注意事项

1. 接种后在接种点应观察15～30分钟后再行离开。

2. 注射疫苗当天不要洗澡，要预防发热，多喝开水。

3. 一些加入吸附剂的疫苗容易出现红肿、发热、疼痛等症状，可用热毛巾对红肿的地方进行热敷，密切关注有无异常发热，注射部位有无异常反应。

4. 接种后24小时之内不要剧烈运动。

第五章
部队常见疾病防治

第一节　呼吸系统常见疾病

呼吸系统疾病无论在战时还是平时均是部队常见病和多发病，这主要与呼吸系统解剖、生理以及生活环境的特殊性有关。据不完全统计，呼吸系统疾病在部队常见病、多发病中占首位。

一、影响呼吸系统疾病的主要相关因素

1. **呼吸系统的结构功能与疾病之间的关系**　呼吸系统与外界直接相通，环境中产生的有机或无机粉尘（包括各种微生物、异型蛋白过敏原、尘粒及有害气体等）以及吸入低水溶性的氮氧化合物、光气、硫酸二甲酯等气体，皆可经呼吸道吸入而致病。原发性呼吸系统感染中以病毒感染最多见，常出现在过度疲劳、雨日训练之后。

2. **训练环境污染的危害**　营区内呼吸系统疾病发病率的高低与平时的生活、工作及训练环境等密切相关。军事行动中因部队行军、汽车、坦克等机械运动所产生的灰尘以及各类爆炸所产生的烟尘不仅刺激呼吸道，而且尘土中均含有大量的细菌。

3. **呼吸系统疾病长期以来未能得到足够的重视**　由于呼吸器官具有巨大生理功能的储备能力，平时只需1/20肺呼吸功能便能维持正常生活，故呼吸系统早期的一些病理变化常得不到患者（尤其是士兵）的足够重视。

近年来随着抗生素及激素的广泛应用，呼吸系统感染的致病微生物及其耐药性发生了很大变化，疾病谱也发生了相应的改变。既往营区内发病率较高的肺炎链球菌性肺炎相应减少，而由革兰阴性菌、支原体等引起的肺炎相应增多。随着我国工业化、城乡化的快速进展，营区周围环境污染亦越来越重，空气中有害物质也在不断增加，使呼吸系统疾病的发病率呈逐年上升的趋势。

根据我国国情和部队官兵发病趋势的改变，官兵医学的任务，不仅要满足于对常见疾病的诊治，更重要的是如何预防、维护和恢复呼吸功能，提高全体官兵的生活质量，减少非战斗减员数量。

二、呼吸系统疾病的常见症状

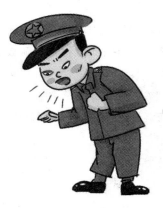

呼吸系统疾病中常见的症状主要有发热、头痛、咽痛、咳嗽、咳痰、咯血、气急、哮鸣、胸痛以及打喷嚏、流鼻涕等呼吸道卡他症状，虽为一般呼吸系统疾病所共有，但仍各有一定的特点，可为诊断提供参考。

急性上呼吸道感染

急性上呼吸道感染简称上感，是外鼻孔至鼻腔、咽或喉部急性炎症的概称。主要病原体是病毒，少数是细菌。上感多发于冬春季节，多为散发，且可在气候突变时小规模流行。主要通过患者打喷嚏和含有病毒的飞沫经空气传播，或经污染的手和用具接触传播。病毒间也无交叉免疫，故可反复发病。部队人员较密集，属群居群体，极易

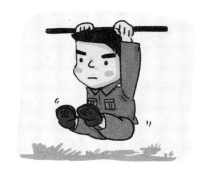

造成上呼吸道感染的小规模流行，掌握预防和治疗是很必要的。

一、发病原因

急性上感70%～80%由病毒引起，20%～30%由细菌引起。接触病原体后是否发病还取决于传播途径和人群易感性。常见诱因包括淋雨、受凉、气候突变、过度劳累等。

二、临床表现

1. **普通感冒**　为病毒感染引起，俗称"伤风"，又称急性鼻炎或上呼吸道卡他。起病较急，主要表现为鼻部症状，如打喷嚏、鼻塞、流清水样鼻涕，也可表现为咳嗽、咽干、咽痒或烧灼感，甚至鼻后滴漏感。咳嗽和鼻涕与病毒诱发的炎症介质导致的上呼吸道传入神经高敏状态有关。2～3天后鼻涕变稠，可伴咽痛、头痛、流泪、味觉迟钝、呼吸不畅、声嘶等，有时由咽鼓管炎致听力减退。严重者有发热、轻度畏寒和头痛等。体检可见鼻腔黏膜充血、水肿、有分泌物，咽部可为轻度充血。一般经5～7天痊愈，伴并发症者可致病程迁延。

2．**急性病毒性咽炎和喉炎**　表现为明显声嘶、讲话困难，可有发热、咽痛或咳嗽，咳嗽时咽喉疼痛加重。体检可见喉部充血、水肿，局部淋巴结轻度肿大和触痛，有时可闻及喉部的喘息声。由鼻病毒、腺病毒、流感病毒、副流感病毒以及肠病毒、呼吸道合胞病毒等引起。急性喉炎多为流感病毒、副流感病毒及腺病毒等引起。

3．**急性疱疹性咽峡炎**　表现为明显咽痛、发热，病程约为1周。查体可见咽部充血，软腭、腭垂、咽及扁桃体表面有灰白色疱疹及浅表溃疡，周围伴红晕。多发于夏季，常由柯萨奇病毒A引起。

4．**急性咽结膜炎**　表现为发热、咽痛、畏光、流泪，咽及结膜明显充血。多发于夏季，病程4～6天，主要由腺病毒、柯萨奇病毒等引起。

5．**急性咽扁桃体炎**　起病急、咽痛明显，伴发热、畏寒，体温可达39℃以上。查体可发现咽部明显充血，扁桃体肿大、充血，表面有黄色脓性分泌物。有时伴有颌下淋巴结肿大、压痛，而肺部查体无异常体征。病原体多为溶血性链球菌，其次为流感嗜血杆菌、肺炎链球菌、葡萄球菌等。

四、并发症

少数患者可并发急性鼻窦炎、中耳炎、气管-支气管炎。以咽炎为表现的上呼吸道感染，部分患者可继发溶血性链球菌引起的风湿热、肾小球肾炎等，少数患者可并发病毒性心肌炎，应予警惕。

五、防治方法

1．积极参加体育活动，加强锻炼，增强体质，提高机体免疫力。

2. 经常开窗通风，保持室内空气新鲜。

3. 勤洗手、勤洗衣、勤晒被褥，讲究个人卫生。

4. 一般治疗：注意休息，多饮开水，进食易消化食物。

5. 对症治疗。

6. 抗菌药物治疗。普通感冒不需使用抗菌药物，如出现咽部脓苔、咳黄痰和流鼻涕、白细胞升高等有明显细菌感染症状时，可使用广谱抗生素。

7. 抗病毒药物治疗。广谱抗病毒药口服。

8. 中药治疗。

第二节　消化系统常见疾病

消化系统疾病主要包括食管、胃、肠、肝、胆、胰等器质性和功能性疾病。官兵在野战和训练条件下，精神高度紧张，生活极不规律，加上饮食和住宿较简陋，以及应激状态等多种原因，常易引起消化系统疾病。该系统疾病在官兵中十分常见，既可局限于本系统，也可累及其他系统及全身；而全身性或其他系统的疾病和精神神经因素，可引起消化系统的疾病和症状。

一、常见疾病及临床表现

（一）常见疾病

1. **食管疾病**　食管炎、食管贲门失弛缓症。

2. **胃、十二指肠疾病**　胃炎、消化性溃疡、十二指肠炎、胃神经官能症。

3. **小肠疾病**　急性肠炎、出血坏死性肠炎、肠结核、吸收不良综合征。

4. 大肠疾病 各种肠炎、肠易激综合征。

5. 肝胆疾病 肝炎、肝硬化、肝脓肿、胆石症、胆囊炎、胆管炎、胆道蛔虫症。

6. 胰腺疾病 急、慢性胰腺炎。

7. 腹膜疾病 各种急、慢性腹膜炎。

（二）常见临床表现

1. 症状 吞咽困难、食欲缺乏或厌食、恶心、呕吐、嗳气、反酸、腹痛、腹胀、呕血、黑便、便血、腹泻（里急后重）、便秘、黄疸等。

2. 体征 多表现在腹部，主要依靠视、触、叩、听诊来确定。

二、防治原则

消化系统疾病包括食管、胃、肝、胆、胰、腹膜等组织器官不同部位的不同疾病，病因、发病机制、病理生理过程各有不同，治疗原则也有很大不同。消化系统疾病治疗分为一般治疗、药物治疗、手术或介入治疗。

1. 一般治疗

（1）饮食营养：不当饮食会加重疾病过程，合理饮食和营养在治疗中很重要。

（2）精神心理治疗：功能性胃肠道疾病并不少见，而器质性消化系统疾病亦会引起功能性症状。精神紧张、焦虑和生活无规律会诱发和加重消化系统疾病。

2. 药物治疗

（1）病因及发病环节治疗：细菌感染引起的炎症，给予抗菌药物治疗；对于多数病因未明的消化系统疾病，主要针对发病环节进行治疗，以促进病情缓解、改善症状和预防并发症的发生。

（2）对症治疗：许多消化系统疾病症状如腹痛、呕吐、腹泻等令患者难以忍受，还会导致机体功能和代谢紊乱，从而加剧病情发展。

3. **手术治疗** 对内科治疗无效或出现严重并发症

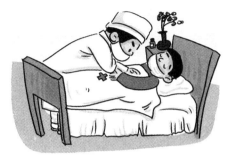

的疾病，手术治疗是最终途径。如消化道穿孔出血或梗阻常需手术治疗，及时转往上级医院是很必要的。

慢 性 胃 炎

慢性胃炎是多种病因引起的以胃黏膜的非特异慢性炎症为主要病理变化的慢性胃病。慢性胃炎是官兵最常见的消化系统疾病，正常人群中患病率高达5%～10%。尤其初入部队的官兵，基本来自全国各地，饮食习惯有很大差别，在适应过程中常可发生。其次，野战和训练条件下，精神高度紧张、生活极不规律、应激状态可使发病率显著上升，是导致非战斗减员的主要疾病。

一、致病因素

慢性胃炎的病因及发病机制尚未完全阐明，目前认为是由于胃和十二指肠的致病因子与黏膜自身防御因素之间失去平衡所致。

1. 急性胃炎迁延不愈。急性胃炎反复发作或治疗不当，可逐渐演变为慢性胃炎。

2. 长期的理化性因素刺激，如长期大量饮酒、食物过于粗糙、喜食刺激性调料或食物、饮食无度、过度吸烟等对胃黏膜有强烈的刺激；长期服用某些药物如水杨酸类药物、消炎痛、保泰松、利血平等均可引起慢性胃炎的发生。

3. 十二指肠液反流与自身免疫反应。

4. 感染因素。幽门螺杆菌（Hp）是导致感染的重要致病菌。该菌侵犯之处均见胃黏膜炎细胞浸润，且炎症程度与细菌数量成正相关。

二、临床表现

慢性胃炎病程迁延，可反复发作。部分患者可无症状。有症状者常表现为上腹部饱胀不适或疼痛，特别是在饭后可更明显，同时常伴有其他消化不良症状，如嗳气、反酸、恶心、呕吐、食欲不振等。这些症状均无特异性，因此无诊断意义。

胃体胃炎和胃窦胃炎可有不同的临床表现。胃体胃炎除上述症状外，可出现明显厌食和消瘦，常伴有缺铁性贫血，少数可发生恶性贫血。而胃窦胃炎较多出现胃肠症状，有时酷似消化性溃疡，可有反复小量上消化道出血，多由急性糜烂所致。一般可自动止血。慢性胃炎多无明显体征，有时可有上腹部轻度压痛。

三、防治方法

1. 消除病因。去除各种可能致病的因素，如避免进食对胃黏膜有强刺激的饮食及药品，戒烟忌酒。注意饮食卫生，防止暴饮暴食。积极治疗口、鼻、咽部的慢性疾患。加强锻炼，提高身体素质。

2. 药物治疗。

急性胃炎

急性胃炎是由多种病因引起的急性胃黏膜炎症，急性发病，常表现为上腹部疼痛。急性胃炎为部队营区的常见急症，常由平时或战时训练、执行任务时受伤所引起的应激状态，以及简陋环境下作业、饮食失调等所诱发。

一、常见病因和类型

1. 急性幽门螺杆菌感染引起的急性胃炎。

2. 除幽门螺杆菌之外的病原体感染和（或）其毒素对胃黏膜损害引起的急性胃炎。

3. 急性糜烂出血性胃炎。

4. 其他原因：①药物：如阿司匹林、吲哚美辛等；②应激：严重创伤、大面积烧伤、败血症及其他严重脏器病变或多器官功能衰竭等；③乙醇：乙醇具亲脂性和溶脂能力，高浓度乙醇可直接破坏胃黏膜屏障。上述因素均可导致急性胃炎的发生。

二、临床表现

急性糜烂出血性胃炎患者多突然发生呕血和（或）黑便的上消化道出血等症状，是上消化道出血的常见病因之一。有近期服用NSAID史、严重疾病状态或大量饮酒患者，如发生呕血和（或）黑便，应考虑急性糜烂出血性胃炎的可能，确诊有赖胃镜检查。

三、防治方法

1. 急性应激状态除积极治疗原发病外，应常规给予抑制胃酸分泌的 H_2 受体拮抗剂或质子泵抑制剂，或具有带膜保护作用的硫糖铝作为预防措施。

2. 服用非甾体抗炎药（NSAID）应视情况应用 H_2 受体拮抗剂、质子泵抑制剂或米索前列醇预防。

3. 发生上消化道大出血按上消化道出血治疗原则采取综合措施进行治疗，质子泵抑制剂或 H_2 受体拮抗剂静脉给药可促进病变愈合并有助止血，为常规应用药物。

消化性溃疡

消化性溃疡是指胃肠道黏膜受胃酸和胃蛋白酶的消化作用而形成的慢性溃疡，以胃溃疡或十二指肠溃疡为多见，其中十二指肠溃疡更多见。消化性溃疡是营区的常见病，常因精神高度紧张、生活不规律、战伤及应激状态使发病率上升，是非战斗减员的主要疾病之一。

一、病因及发病机制

消化性溃疡是一种多病因疾病，常与感染、战伤、个人体质、部队居住环境、平时饮食、生活习惯、神经精神因素以及应激状态等有关。

消化性溃疡的发病机制较为复杂，可概括为胃、十二指肠局部黏膜损害（致溃疡）因素和黏膜保护（黏膜屏障）因素之间失去平衡所致，当损害因素增强或保护因素削弱时，就可出现溃疡，这是溃疡发生的基本原理。

二、临床表现

1. 典型症状

（1）上腹痛：长期性、周期性、节律性上腹痛是典型消化性溃疡的主要症状。

①长期性上腹痛：多数病程长达几年、十几年或更长时间。

②周期性上腹痛：病情反复发作，发作期与缓解期互相交替。

③节律性上腹痛：溃疡疼痛与胃酸刺激有关。临床上疼痛与饮食之间具有典型规律的节律性。胃溃疡疼痛多在餐后半小时出现，持续 1～2 小时，逐渐消失，直至下次进餐后重复上述规律；十二指肠溃疡疼痛多在餐后 2～3 小时出现，持续至下次进餐，进食或服用制酸剂后完全缓解。

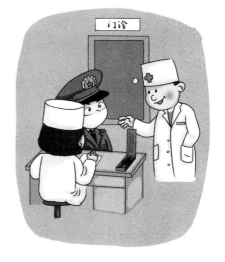

疼痛的部位：胃溃疡疼痛多位于剑突下正中或偏左，十二指肠溃疡位于上腹正中或偏右。疼痛范围一般较局限，局部有压痛。内脏疼痛定位模糊，不能以疼痛部位确定溃疡部位。

疼痛的性质与程度：溃疡疼痛的程度不一，可描述为饥饿样不适感、钝痛、嗳气、压迫感、灼痛或剧痛和刺痛等。

（2）其他症状：嗳气、反酸、胸骨后烧灼感、流涎、恶心、呕吐、便秘等可单独或伴疼痛出现。反酸及胸骨后烧灼感是由于贲门松弛；流涎（泛清水）是迷走神经兴奋性增高的表现；恶心、呕吐多反映溃疡具有较高活动程度、频繁呕吐宿食，提示幽门梗阻。本病活动期可有上腹部压痛，缓解期无明显体征。

2. 常见并发症

（1）大出血：是消化性溃疡最常见的并发症，是急性上消化道出血的最常见原因。临床表现主要为呕血与黑便。溃疡一次出血60毫升以上即可出现黑便，在250～300毫升时可出现呕血，呕血则与出血部位、出血量和出血速度有关。

（2）幽门梗阻：十二指肠球部或幽门溃疡可引起反射性幽门痉挛或溃疡周围组织水肿、炎症等，均可导致不同程度的暂时性幽门梗阻。

（3）穿孔：急性穿孔是消化性溃疡最严重的并发症之一。

三、防治方法

1. 一般治疗。大多数轻症患者可在营区治疗，发作或活动期及症状较重或有并发症者需休息或住院治疗；注意饮食；禁用能损伤胃黏膜的非甾体抗炎药如阿司匹林、消炎痛、保泰松等。患者有精神紧张、情绪波动时可用镇静药，如延胡索乙素、利眠宁、安定或多虑平等，以稳定情绪，解除焦虑，但不宜长期服用。

2. 药物治疗。

3. 手术治疗。如有手术指征，应紧急转送上级医院。

4. 并发症的处理。

第三节　泌尿系统常见疾病

泌尿系统主管机体尿液的
生成和排泄功能，由肾、输尿
管、膀胱、尿道及有关的血
管、神经等组成。肾不仅是人
体主要的排泄器官，也是一个
重要的内分泌器官，对维持机
体内环境的稳定起相当重要的
作用。新时期军事斗争准备步

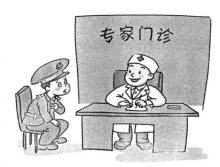

伐加快、部队训练任务加重、致病因素多元化和复杂化，泌尿系统疾病
也不再是营区少见的疾病。

急性肾小球肾炎

急性肾小球肾炎简称急性肾炎（AGN），是以急性肾炎综合征为主
要临床表现的一组疾病。其特点为急性起病，患者出现血尿、蛋白尿、
水肿和高血压，并可伴有一过性氮质血症。多见于链球菌感染后，而其
他细菌、病毒及寄生虫感染亦可引起。

一、致病因素

本病常因 β – 溶血性链球菌"致肾炎菌株"感染所致，常见于上呼
吸道感染（多为扁桃体炎）、猩红热、皮肤感染（多为脓疱疮）等链球
菌感染后。感染的严重程度与急性肾炎的发生和病变轻重并不完全一致。
本病主要是由感染所诱发的免疫反应引起。

二、临床表现

通常于前驱感染后 1 ～ 3 周起病，呼吸道感染者的潜伏期较皮肤感染者短。典型者呈急性肾炎综合征表现，重症者可发生急性肾衰竭。本病大多常可在数月内临床自愈。典型者表现为：

1. **尿异常**　血尿常为起病首发症状和患者就诊原因，伴蛋白尿。尿沉渣除红细胞外，早期尚可见白细胞和上皮细胞稍增多，并可有颗粒管型和红细胞管型等。

2. **水肿**　水肿常为起病的初发表现，典型表现为晨起眼睑水肿或伴有下肢轻度可凹性水肿，少数严重者可波及全身。

3. **高血压**　约80%患者出现一过性轻、中度高血压，常与其钠水潴留有关，利尿后血压可逐渐恢复正常。少数患者可出现严重高血压，甚至高血压脑病。

4. **肾功能异常**　起病早期可因肾小球滤过率下降、钠水潴留而尿量减少，少数患者甚至少尿。肾功能可一过性受损，表现为轻度氮质血症。多于 1 ～ 2 周后尿量渐增，肾功能于利尿后数日可逐渐恢复正常。仅有极少数患者可表现为急性肾衰竭，易与急进性肾炎相混淆。

5. **充血性心力衰竭**　常发生在急性肾炎综合征期，可有颈静脉怒张、奔马律和肺水肿。

6. **免疫学检查异常**　起病初期血清 C_3 及总补体下降，8 周内渐恢复正常，对诊断本病意义很大。患者血清抗链球菌溶血素"O"滴度可升高，提示近期内曾有过链球菌感染。另外，部分患者起病早期循环免疫复合物及血清冷球蛋白可呈阳性。

三、防治方法

1. **一般治疗** 急性期应卧床休息,待肉眼血尿消失、水肿消退及血压恢复正常后逐步增加活动量。急性期应予低盐(每日3克以下)饮食。氮质血症时应限制蛋白质摄入,并以优质动物蛋白为主。明显少尿者应限制液体入量。

2. **治疗感染灶** 主张病初肌内注射青霉素。反复发作的慢性扁桃体炎,待病情稳定后可考虑做扁桃体摘除,术前、术后2周需注射青霉素。

3. **对症治疗** 包括利尿消肿、降血压,预防心脑合并症的发生。休息、低盐和利尿后高血压控制仍不满意时,可加用降压药物,必要时根据血压调整药量。本病为自限性疾病,不宜应用糖皮质激素及细胞毒药物。

4. **透析治疗** 少数发生急性肾衰竭而有透析指征时,应立即转往上级医院并及时给予透析治疗以帮助患者度过急性期。本病具有自愈倾向,肾功能多可逐渐恢复,一般不需要长期维持透析。

尿路感染

尿路感染是指各种病原微生物在尿路中生长、繁殖而引起的尿路感染性疾病。根据感染发生部位可分为上尿路感染和下尿路感染,前者系指肾盂肾炎,后者主要指膀胱炎。本病常因部队官兵战备、外出拉练条件下,精神高度紧张、卫生条件差、营养失调、不良气候等因素而致使发病率增高。

一、致病因素

革兰阴性杆菌为本病最常见致病菌，以大肠埃希菌最为常见。主要因机体免疫功能低下，加上一些易感因素，而使病原菌容易通过多种途径感染。

二、临床表现

1. 膀胱炎 占尿路感染的60%以上。主要表现为尿频、尿急、尿痛、排尿不适、下腹部疼痛等，部分患者迅速出现排尿困难。尿液常混浊，并有异味，约30%可出现血尿。一般无全身感染症状，少数患者出现腰痛、发热，但体温常不超过38.0℃。如有突出的系统表现，体温>38.0℃，应考虑上尿路感染。致病菌多为大肠埃希菌，约占75%以上。

2. 肾盂肾炎

（1）急性肾盂肾炎：可发生于各年龄段，临床表现与感染程度有关，通常起病较急。

全身症状：发热、寒战、头痛、全身酸痛、恶心、呕吐等，体温多在38.0℃以上，多为弛张热，也可呈稽留热或间歇热。部分患者出现革兰阴性杆菌败血症。

泌尿系症状：尿频、尿急、尿痛、排尿困难、下腹部疼痛、腰痛等。腰痛程度不一，多为钝痛或酸痛。部分患者下尿路症状不典型或缺如。

体格检查：除发热、心动过速和全身肌肉压痛外，还可发现一侧或两侧肋脊角或输尿管点压痛和（或）肾区叩击痛。

（2）慢性肾盂肾炎：多有急性肾盂肾炎病史，然后出现程度不同的低热、间歇性尿频、排尿不适、腰部酸痛及肾小管功能受损表现，如夜尿增多、低比重尿等。病情持续可发展为慢性肾衰竭。急性发作时患者症状明显，类似急性肾盂肾炎。

3. 无症状细菌尿 致病菌多为大肠埃希菌，患者可长期无症状，尿常规可无明显异常，但尿培养有真性菌尿，也可在病程中出现急性尿路感染症状。

三、防治方法

1. 一般治疗 急性期注意休息，多饮水，勤排尿。发热者给予易消化、高热量、富含维生素饮食。膀胱刺激征和血尿明显者，可予碳酸氢钠片口服，以碱化尿液、缓解症状、抑制细菌生长、避免形成血凝块，应用磺胺类抗生素者还可以增强药物的抗菌活性并避免尿路结晶形成。尿路感染反复发作者应积极寻找病因，及时祛除诱发因素。

2. 抗感染治疗 用药原则：选用致病菌敏感的抗生素；抗生素在尿和肾内的浓度要高，肾毒性小，副作用小；单一药物治疗失败、严重感染、混合感染、耐药菌株出现时应联合用药；对不同类型的尿路感染给予不同疗程治疗。

第四节 常见皮肤疾病

皮肤覆盖于人体表面，是人体的暴露器官，内外环境的各种因素都可以直接作用于皮肤，而导致皮肤病的发生。部队官兵由于其使命特殊、所处环境艰苦，更易受到外界物理、化学、微生物、动植物因素以及内环境中神经精神因素等的作用。因此皮肤病是部队常见病和多发病，掌握相关皮肤病诊疗知识是非常必要的。本节介绍较常见的几种皮肤病。

脓疱疮

脓疱疮是由化脓性球菌感染引起的急性化脓性皮肤病。具有接触传染和自身感染的特性。病原菌主要为金黄色葡萄球菌或乙型溶血性链球菌单独或混合感染。夏末秋初气温高、湿度大，皮肤浸渍、蚊虫叮咬、湿疹皮炎、痱子、外伤及皮肤清洁不良等，皆可为病原菌侵入皮肤繁殖创造条件而诱发本病，为平战时部队常见皮肤病之一。

一、临床特点

多见于夏末秋初，闷热多汗季节。常先有虫咬、外伤及瘙痒性皮肤病等。好发于暴露部位，如颜面、四肢等处。基本损害为成群分布之脓疱及脓痂。初起可为水疱，迅速变大并浑浊化脓，周围绕以炎性红晕。疱壁薄、易破而形成糜烂、渗液，干燥后形成蜜黄色脓痂，愈后无瘢痕。局部有程度不等的瘙痒，泛发者可伴有发热、畏寒等全身症状。局部淋巴结可肿大，个别反复发作者可诱发肾小球肾炎。

二、防治要点

1. 全身治疗。保持皮肤清洁，及时治疗各种瘙痒性皮肤病。禁止搔抓或用毛巾乱擦。患者应隔离，防止接触传染，已污染的衣服用具等应进行消毒处理。对皮损广泛并伴有发热或淋巴结炎者，应全身使用抗生素。中药可选用五味消毒饮、清暑汤等。

2. 局部治疗。

足癣和手癣

足癣和手癣是指发生于掌跖及指趾间表皮的浅部真菌感染性皮肤病。两者可彼此传染，相继发病，亦可单独存在。是平战时部队常见病，夏季发病率可达50% ～ 60 %。本病主要致病菌为红色毛癣菌、石膏样毛癣菌和絮状表皮癣菌。系接触传染，由于掌、跖部位角质层厚、汗腺多、无皮脂腺以及鞋袜包裹，使局部温度高、湿度大，为真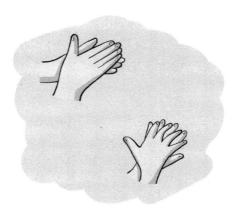菌生长创造了良好的条件。加之个人卫生习惯不良，接触患者的鞋袜、毛巾及用具则易被传染。手癣多由足癣蔓延所致。

一、临床特点

1. **足癣** 夏季加重，冬季减轻，根据皮损特点可分为三型。

（1）水疱型：常于足跖、足缘反复出现深在性水疱，散在分布或成群发生，疱壁厚，不易破裂，伴有明显瘙痒，数日后疱液干涸、脱屑，瘙痒随之减轻。

（2）糜烂型：常见于第三、四或第四、五趾间，角质层浸渍、发白、变软，剥脱后露出鲜红色糜烂面，渗液多，有异臭，瘙痒剧烈。易继发细菌感染而并发淋巴管炎、淋巴结炎等。

（3）鳞屑角化型：常见于足跟及足缘，表现为角质层增厚、粗糙、脱屑、干裂如树皮状。冬季可发生皲裂伴疼痛，夏季可发生水疱伴瘙痒。

2. 手癣 皮损同足癣，但多呈鳞屑角化型表现，好发于单侧。初发于掌心或第二、三指端，可见小水疱，后干涸、脱屑、范围扩大，久之皮损处粗糙、增厚、皮纹加深，可累及整个手掌，夏季可有瘙痒，冬季可有皲裂伴疼痛。

二、防治要点

1. 足癣治疗

（1）水疱型：可选用复方水杨酸酒精、复方雷琐辛搽剂、10%～30%冰醋酸外用。

（2）糜烂型：可扑足癣粉；若渗出较多，可先以1∶5000高锰酸钾溶液湿敷，待干燥后，再涂以抗真菌类霜剂，如1%～2%咪康唑、联苯苄唑、特比萘芬霜剂等。

（3）鳞屑角化型：可先以复方苯甲酸软膏或10%水杨酸软膏厚涂并封包，待粗糙之角质层脱落后，再以其他抗真菌药继续外用治疗，应坚持1～2个月。

（4）对足癣继发细菌感染者，局部应先选用抗菌药物治疗，如红霉素、金霉素软膏等。若有发热等全身症状，应全身使用抗生素，待细菌感染控制后，再行抗真菌治疗。

2. 手癣治疗 治疗同足癣，用药应尽量采用软膏封包，且以晚间治疗为主。

3. 预防方法 预防足癣和手癣的关键在于注意个人和集体卫生，

勿共用拖鞋、毛巾、洗脚盆等。应保持足部清洁干燥，尤其是夏季或长途行军后，必要时可在穿鞋袜前，于足部扑粉。

体癣和股癣

体癣是指发生于除头皮、毛发、掌跖、甲板以外的浅表性皮肤真菌感染。股癣则是体癣在外生殖器、肛门及股内侧的特殊型。其主要致病菌为红色毛癣菌、石膏样毛癣菌、絮状表皮癣菌等。可由手、足、甲癣蔓延而至，也可由于接触患者或动物而引起。

一、临床特点

1. **体癣** 常发生于颜面和腰腹等潮湿多汗部位。初起为红色小丘疹、丘疱疹、水疱或脓疱，逐渐向周围扩展，中心炎症减轻伴轻度脱屑，形成大小、形状各异的环状斑片，边缘由密集的丘疹、水疱、脓疱组成，形成"堤状隆起"，炎症明显。

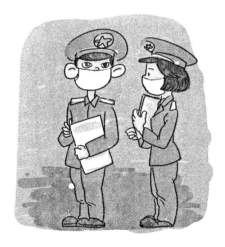

2. **股癣** 常对称发生于大腿内侧，皮损同体癣，但由于该部位皮肤薄嫩、较易产生摩擦，故炎症更为明显。皮损向前可扩散至生殖器，向后可蔓延至臀部。瘙痒较重。

二、防治要点

1. **一般治疗** 积极治疗手、足、甲癣；尽量避免接触患者及动物；内衣、内裤应每日以开水烫洗，避免与他人混用毛巾、衣物等生活用品；避免外用皮质激素类药物。

2. **局部治疗** 体癣可选用复方苯甲酸软膏、1% ～ 2%的咪唑类霜剂、10%水杨酸酒精，2 ～ 4次/日，连续2 ～ 4周。股癣宜选用咪唑类霜剂等非刺激性外用药，并应大量扑粉以保持局部干燥。待皮损消退后，仍需坚持用药1 ～ 2周。

疥疮

疥疮是由疥虫寄生在人体表皮层内所引起的慢性接触传染性皮肤病。人与人之间可通过同睡一床、互相握手等直接接触传染，亦可由衣服、被褥间接传染。因此，常在一个家庭或集体宿舍中蔓延。

一、临床特点

好发于指缝、腕屈侧、肘窝、腋窝、乳房下、脐周围、下腹部、股内侧、阴囊等皮肤薄嫩处。自觉夜间剧痒。皮疹为针尖至粟粒大小之圆锥形、皮色或淡红色丘疹、水疱；有时可见到数毫米之弯曲、微隆起、淡黑色的疥虫隧道，为疥疮特征性损害；在阴囊部位可有豌豆大小、半球形、淡红色、风团样结节。可因搔抓而继发化脓性感染。

二、防治要点

一经发现，应立即隔离治疗，患者的衣被及用品应煮沸消毒或干燥放置4 ～ 5天。家庭或同宿舍的患者应同时治疗。

成年人可选用10％硫磺软膏（儿童用5％硫磺软膏）。方法：先用热水和肥皂洗澡，自颈以下全身搽药，皮损部位以药物反复摩擦至皮肤发红为止，早晚各1次，连续搽3天，3天内不洗澡、不换衣服，第4日洗澡，彻底更换衣被并煮沸消毒。治疗结束后，观察7～10天，若无新皮疹出现，方可认为痊愈。对阴囊部位的结节，可外搽激素类霜剂，必要时可以强的松龙局部封闭治疗。

虫 咬 皮 炎

虫咬皮炎是指某些昆虫通过其口器刺伤皮肤，其唾液或毒液侵入皮肤所引起的炎性反应。本病多由昆虫纲的节肢动物所致，一方面其口器叮咬皮肤，可直接引起皮肤损伤；另一方面其唾液或毒液中的多种抗原成分可引起局部皮肤发生变态反应。

一、临床特点

以夏秋季节多见，好发于身体的暴露部位。由于各种昆虫的食性和个体反应的不同，常导致临床表现的多样性。被昆虫叮咬部位可于数分钟或24小时之内发生红斑、丘疹、风团、水疱或大疱，其损害顶端可见小的淤点，严重者可引起蜂窝织炎及淋巴管炎。同类昆虫反复叮咬，可引起原有损害复发或加重，亦可耐受。几乎所有损害部位均有剧烈瘙痒，也可因搔抓引起感染而致疼痛。

二、防治要点

以对症治疗为主。症状轻者，外用炉甘石洗剂、皮质激素类霜剂即可；范围较广、症状较重时，可口服抗组胺药，必要时使用皮质类固醇激素口服治疗。

接触性皮炎

接触性皮炎是指皮肤或黏膜接触某种物质后，在接触部位引起的皮肤炎症反应。常见接触物可分为动物性、植物性（漆树）和化学性（塑料、染料、金属、药品、橡胶等）三类。其发病机制可因接触物的刺激强弱而分为原发刺激性和变态反应性两类。是部队野外训练或作战时的常见皮肤病。

一、临床特点

起病较急，发生于接触部位，以面部、四肢等暴露部位多见。皮疹为与接触物形态一致、边界清楚的水肿性红斑、丘疹、水疱或大疱，水疱破溃后可形成糜烂和渗液。自觉局部灼热性瘙痒，严重时可伴有发热、头痛和食欲减退等全身症状。去除致敏原后，可于1周左右痊愈。

二、防治要点

1. **全身治疗** 首先应去除病因，可以清水反复冲洗患处。依病情可选用抗胺药、维生素C；肿胀明显时，加用钙剂；全身症状严重者，可使用皮质激素。

2. **局部治疗** 对红斑、丘疹，可外用炉甘石洗剂、皮质激素类霜剂；对大疱，应消毒后抽净疱液，并注意保护疱壁；有糜烂和大量渗液时，可以3%硼酸溶液或1:5000高锰酸钾溶液湿敷；继发感染者，可外用1%甲紫或红霉素软膏。

神经性皮炎

神经性皮炎是一种常见的，以阵发性剧烈瘙痒和皮肤苔藓样变为特征的慢性炎症性皮肤病。发病机制尚不完全清楚，常与神经衰弱、消化不良、局部多汗、搔抓等因素有关。

一、临床特点

好发于颈项部、肘膝关节伸侧、骶尾部、眼睑及外阴等处。皮疹早期为粟粒至绿豆大小之扁平丘疹，经搔抓后逐渐融合成典型的苔藓样变，呈淡红或灰褐色，表面少许鳞屑，边界清楚。自觉瘙痒明显。病程慢性，易复发。

二、防治要点

1. **一般治疗** 教育患者生活要规律，注意劳逸结合，避免用力搔抓和摩擦，避免进刺激性饮食。

2. **全身治疗** 皮损瘙痒剧烈者，可给予抗组胺类药物；伴有神经衰弱者，可给予安定、谷维素等；积极治疗消化不良及其他原发病灶。

3. **局部治疗** 可采用皮质激素类软膏、10%～20%焦油类软膏外擦，或肤疾宁硬膏外贴；对顽固及明显肥厚者，可以醋酸强的松龙加入等量1%～2%利多卡因局部封闭。

湿疹

湿疹是由多种内、外因素引起的一种具有明显渗出倾向的皮肤炎症反应。病因复杂，常为多种内、外因素共同作用的结果，遗传因素、神经－精神因素、内分泌失调、内脏疾患、感染病灶及日光、寒冷、湿热、紫外线、接触物等均可诱发湿疹。机制尚未完全明了，目前认为与变态反应Ⅳ型和Ⅱ型有关。

一、临床特点

按病程可分为急性湿疹、亚急性湿疹和慢性湿疹。

1. **急性湿疹**　好发于头面、耳后、四肢远端、阴囊及肛门部位，亦可累及全身。皮疹由红斑、密集粟粒大小丘疹、丘疱疹、水疱组成，边缘弥漫不清，常因搔抓而引起糜烂、渗液和结痂，呈多形性损害表现，且具有广泛对称性。自觉剧烈瘙痒。病程慢性，易于复发。

2. **亚急性湿疹**　为红肿、渗出等急性炎症减轻后，以丘疹、丘疱疹、结痂和鳞屑表现为主。间或小片糜烂和少量渗液。

3. **慢性湿疹**　好发于小腿、手足、外阴及肛门等处。皮疹表现为浸润、肥厚、苔藓化，并常伴有抓痕、色素沉着，外周可见散在少量丘疹。病程易复发或急性化，经久不愈。

4. **特殊类型湿疹**

（1）自体敏感性湿疹：发病前，于身体某个部位先有湿疹或皮炎病灶，由于感染或药物刺激，使组织分解产物及细菌毒素被吸收，成为一种自身抗原，经过7～10天，而引起身体其他部位湿疹样改变。

（2）传染性湿疹样皮炎：本病是由于感染化脓性病灶之细菌毒素和组织分解产物流向周围正常皮肤，使其致敏而发生的湿疹样改变。

二、防治要点

1. **一般防治**　详细询问病史，尽可能寻找病因并加以去除；避免搔抓、烫洗等各种不良刺激；避免抗原性强和刺激性饮食。

2. 全身治疗 可选用抗组胺类、维生素C和钙剂，对严重者可小剂量、短疗程应用皮质激素，于见效后酌情减量；对有神经－精神症状者可用镇静剂；有继发感染者，酌情使用抗生素。

3. 局部治疗 急性湿疹无糜烂渗液者，可选用粉剂或炉甘石洗剂；渗出明显者，应用硼酸溶液、复方醋酸铝溶液湿敷。亚急性湿疹有丘疹和片状增厚时，可用激素类霜剂；有小片糜烂、少量渗液者，可选用40%氧化锌油剂或糊剂。慢性湿疹可选用肤疾宁硬膏外贴、10%～20%的焦油类软膏外擦或醋酸强的松龙加入等量1%～2%利多卡因局部封闭。

荨 麻 疹

荨麻疹是由于皮肤、黏膜的小血管扩张及通透性增强而引起的一种局限性水肿反应。其病因复杂，可由食物、药物、感染、动植物因素、物理因素、日光、寒冷、炎热、内脏疾患、精神因素、遗传因素等引起。其发病机制主要与Ⅰ型变态反应有关。

一、临床特点

可发生于身体各处。起病急骤，患者常突然自觉皮肤瘙痒，随即出现大小不等、形态各异的淡红、鲜红或苍白色风团，散在或扩大融合，多于数小时内消退，但皮疹常此起彼伏不断发生。若消化道受累可出现恶心、呕吐、腹痛、腹泻等；呼吸道受累可出现胸闷、气短、呼吸困难、窒息等；病情严重者可出现血压降低，甚至过敏性休克。若风团反复发作超过1个月者称为慢性荨麻疹。其全身症状一般较轻，风团时多时少，反复发生，大多找不到明确病因，其病顽固难治。

二、防治要点

1. 积极寻找和去除病因。避免各种诱发因素，以内用药治疗为主。

2. 急性荨麻疹。可选用抗组胺类药物1～2种，如依巴斯汀、扑尔敏、赛庚啶等，有感染者可选用抗生素。

3. 对病情严重，或伴有休克、喉头水肿及呼吸困难者应立即抢救。

4. 局部治疗。夏季可选用止痒溶液、炉甘石洗剂等，冬季则选用止痒类乳剂。

第六章
部队常见传染病及预防措施

第一节　常见呼吸道传染病及预防

　　呼吸道传染病是指病原体从人体的鼻腔、咽喉、气管和支气管等呼吸道侵入而引起的具有传染性的疾病。常见的呼吸道传染病有流行性感冒（流感）、麻疹、水痘、风疹、流行性脑脊髓膜炎（流脑）、流行性腮腺炎、肺结核等。其主要病原体有病毒、细菌、支原体和衣原体等致病微生物，例如流感病毒、麻疹病毒、脑膜炎球菌、结核杆菌等。

　　呼吸道与外界相通，受各种病原体侵袭的机会较多，由此而引起呼吸道传染病的发生。冬春季以及秋季是呼吸道传染病的高发季节，天气骤变的情况下也易发病。新兵、儿童、老年人、体弱、营养不良或慢性疾病患者、过度劳累者、精神高度紧张者等人群容易患呼吸道传染病。

传染源主要为患者或隐性感染者。传播途径主要经飞沫传播，也可通过直接密切接触或间接接触传播。人群对多数呼吸道传染病普遍易感，有的病后有一定免疫力或持久免疫力，或者通过接种疫苗获得一定的免疫力。

不同的呼吸道传染病有不同的临床表现，例如流感：一般表现为发病急，有发热、乏力、头痛及全身酸痛等明显的全身中毒症状，咳嗽、流涕等呼吸道症状轻。麻疹：症状有发热、咳嗽、流涕、眼结膜充血，口腔黏膜有麻疹黏膜斑及皮肤出现斑丘疹等。现将新兵中几种常见呼吸道传染病的流行病学特征、临床症状和预防措施介绍如下。

麻　疹

麻疹是由麻疹病毒引起的急性呼吸道传染病。临床症状有发热、咳嗽、流涕、眼结膜充血、口腔黏膜有红晕的灰白小点。单纯麻疹预后良好，重症患者病死率较高。

一、流行病学

传染源：患者是唯一的传染源，自发病前2天（潜伏期末）至出疹后5天内，眼结膜分泌物、鼻、口咽、气管的分泌物中都含有病毒，具有传染性。恢复期不带病毒。

传播途径：主要通过飞沫直接传播，由衣物、玩具等间接传播甚少见。

易感人群：人群普遍易感。易感者接触患者后90%以上发病。病后有持久的免疫力。成年人多因儿童时患过麻疹或接种麻疹疫苗获得免疫力。6个月内婴儿可受母体抗体的保护。

发病季节：以冬春季为多，但全年均可有病例发生。我国以6个月至5岁小儿发病率最高。近年因长期疫苗免疫的结果，麻疹流行强度减弱，平均发病年龄后移。流动人口或免疫空白点易造成城镇易感人群增多，导致局部麻疹暴发流行。

二、临床表现

麻疹的传染性极强，人类为唯一的自然宿主。潜伏期约10天（6～18天）。其临床表现常见有以下两种情况。

（一）典型麻疹分为三期

1. 前驱期 从发病至出疹前一般3～5天。发热、咳嗽等上呼吸道炎症、黏膜炎、病毒血症、口腔黏膜斑的出现早期诊断有价值。麻疹黏膜斑（Koplik斑）——在口腔黏膜靠第一齿处，可见0.5～1 mm大小细砂样灰白色小点，绕以红晕。该黏膜斑亦可见于唇内，出现2～3天即可消失。特征性体征：病程2～3天，口腔双侧第一臼齿的颊黏膜上麻疹黏膜斑，初起时仅数个，1～2天内迅速增多、融合，扩散至整个颊黏膜，2～3天内很快消失。

2. 出疹期 发病3～4天后开始出疹，先在耳后、发际及耳前、面颊、前额、躯干及四肢，最后达手足心，2～5天布及全身。皮疹初为淡红色斑丘疹，直径2～5 mm，稀疏分明，疹间皮肤正常。此时全身中毒症状加重，体温高、全身淋巴结肿大，肝脾大、肺部可有啰音。嗜睡或烦躁不安，咳嗽加重，结膜红肿、畏光。

3. 恢复期 3～5天后，发热开始减退，全身症状减轻，皮疹按出疹的先后顺序消退，留褐色色素斑，1～2周消失，留有碎屑样脱皮。

（二）非典型麻疹

1. 轻型麻疹 潜伏期3～4周，发病缓、体温低、皮疹少、咳嗽轻、疹色淡、并发症少。

2. 重型麻疹 多见于全身情况差，免疫力低下，或继发严重感染者。可分为中毒性麻疹、休克性麻疹、出血性麻疹、疱疹性麻疹不同类型。

3. 成年人麻疹 成年人麻疹症状严重，易导致多脏器损害，同时病情不典型且多样性，易误诊，并具有以下特点：①多数报道患者存在胃肠道症状，24例成年人麻疹中有21例以水样便腹泻为主要表现；②呼吸道卡他症状和眼部症状重；③ Koplik 斑明显且持续时间长；④多伴有肝脏和心脏损伤。

三、预防措施

1. 管理传染源 隔离患者至出疹后5日，有并发症者延长至10天。接触者检疫3周，曾接受被动免疫者检疫4周。

2. 切断传播途径 病房通风，易感者流行期尽量少外出，避免去人群密集的场所。

3. 增强人群免疫力 应及时接种麻疹疫苗，最好在麻疹流行季节前1个月接种，12天后产生抗体。被动免疫常用的制剂是丙种球蛋白，为接触患者后5日内注射可有保护作用，6天后注射可减轻症状，有效期3～8周。

风 疹

风疹是由风疹病毒引起的一种急性呼吸道传染病。属于发热出疹性传染病，为国家法定的内类传染病之一。其临床特征为上呼吸道轻度炎症、发热、全身红色斑丘疹，耳后、枕后及颈部淋巴结肿大，病情较轻，预后良好。孕妇在怀孕早期感染风疹，易引起胎儿先天性畸形。

一、流行病学

传染源：风疹患者、无症状带毒者和先天性风疹患者都是本病的传染源。传染期为发病前5～7天至发病后3～5天。

传播途径：病原体由口、鼻及眼部的分泌物直接传给他人，或通过呼吸道飞沫散播传染，人与人密切接触也可传染，孕妇感染风疹后病毒可经胎盘传染胎儿。

易感人群：凡未患过风疹也未接种过疫苗者对风疹普遍易感，感染后能获得持久的免疫力。小于6个月的婴儿因获得母体来源的被动免疫故很少发病，但在1岁内随月龄增长而抗体消失后成为易感者。本病多见于儿童，但近年在新兵中发病率有增高趋势。

发病季节：以冬春季发病较多，多为散发，也可发生区域性暴发或流行。

二、临床表现

一般分为两个阶段，前驱期：出疹前1～2天，症状轻微或无明显前驱期症状。可有低热或中度发热，伴头痛、食欲减退、乏力、咳嗽、打喷嚏、流涕、咽痛和结膜充血等轻微上呼吸道炎症；偶有呕吐、腹泻、鼻出血、齿龈肿胀等。部分患者在咽部和软腭可见玫瑰色或出血性斑疹。出疹期：发热第1～2天后出疹，皮疹最先出现于面颈部，24小时内布满躯干及四肢，但手掌和足底无皮疹；皮疹为淡红色细点状斑疹、斑丘疹或丘疹，直径2～3 mm，疹间皮肤正常。面部、四肢远端皮疹较稀疏，部分融合后类似麻疹。躯干、背部皮疹密集，融合成片，类似猩红热皮疹。皮疹一般持续 1 ~ 4 天消退，出疹期常伴低热、轻度上呼吸道炎症。同时全身浅表淋巴结肿大，以耳后、枕后和颈后淋巴结肿大最明显，肿大淋巴结轻度压痛、不融合、不化脓。脾脏轻度肿大。疹退时体温恢复正常，全身症状消失。而脾脏及浅表肿大的淋巴结消退较慢，常持续 3 ~ 4 周。皮疹消退后一般不发生色素沉着，亦不脱屑。无皮疹性风疹指部分风疹患者只有发热、上呼吸道炎症、淋巴结肿大而无皮疹。感染风疹病毒后亦可无任何症状和体征，血清学检查风疹抗体阳性，即所谓隐性感染或亚临床型患者。

三、预防措施

1. **控制传染源** 隔离患者，隔离期从起病至出疹后 5 日。

2. **切断传播途径** 风疹流行期间，应尽量不到公共场所，避免与风疹患者接触。对密切接触者加强医学观察，注意皮疹与发热，以利于及早发现患者。

3. **免疫接种** 风疹减毒活疫苗已被证明安全、有效。接种后抗体阳性率可达 95% 以上，抗体可维持有效 7 年以上。接种主动免疫单价风疹减毒活疫苗是预防风疹的主要措施。

流行性腮腺炎

流行性腮腺炎是由腮腺炎病毒侵犯腮腺引起的急性呼吸道传染病，是儿童和青少年中常见的呼吸道传染病，成年人中也有发病。腮腺的非化脓性肿胀疼痛为突出的病征，病毒可侵犯各种腺组织或神经系统及肝、肾、心、关节等几乎所有的器官。因此，常可引起脑膜脑炎、睾丸炎、胰腺炎、乳腺炎、卵巢炎等症状。本病呈全球性流行，在部队新兵是发病的高危人群。

一、流行病学

传染源：主要是患者及无症状的隐性感染者。传染期自病前6天至病后7天，此病前1～2天至病后5天传染性最强，症状消失后无传染性。

传染途径：主要是病毒在唾液中通过飞沫传播，人群对该病普遍易感。

发病季节：多流行于冬春季节。

二、临床表现

潜伏期为14～25天，绝大多数是18～19天。主要症状有：

1. 肿胀　腮腺炎的主要表现为一侧或两侧耳垂下肿大，肿大的腮腺常呈半球形，以耳垂为中心边缘不清。

2. 疼痛　表面发热有触痛，张口或咀嚼时局部感到疼痛。腮腺肿胀在发病1～3天最明显，以后逐渐消退，约2周肿胀完全退尽。病程在发病初期的3～5天，可有发热、乏力、不愿吃东西等全身症状。

三、预防措施

1. 早期隔离患者，直至腮腺肿胀完全消退为止。接触者应留验3周，对可疑患者，应立即暂时隔离。患者的饮食用具要与其他人的分开，并定时煮沸消毒。其衣服、被褥等物品，在生病期间可拿到室外曝晒；脸盆、毛巾、手绢等物，每天需用开水烫1～2次。

2. 不与患者密切接触，流行期间禁止大型集体活动。

3. 室内要注意通风，保持空气流通，可用0.2%过氧乙酸消毒。

4. 接种疫苗，如麻疹、风疹、腮腺炎三联疫苗。但腮腺炎减毒活疫苗不能用于孕妇、先天或获得性免疫低下者以及对鸡蛋白过敏者。

5. 养成良好的个人卫生习惯，多参加锻炼，增强体质。

6. 药物预防，采用板蓝根 30 克或金银花 9 克煎服，每日 1 剂，连服 6 日。

水　痘

水痘是由水痘-带状疱疹病毒初次感染引起的急性传染病。传染性很强。在部队主要发生在新兵，老兵中近年发病也有增多现象，患者以发热及成批出现周身性红色斑丘疹、疱疹、痂疹为特征。

一、流行病学

传染源：患者是唯一的传染源，自发病前 1～2 天直至皮疹干燥结痂期均有传染性。

传播途径：主要通过空气飞沫经呼吸道和直接接触疱疹的疱浆而传染，传染性很强。

人群易感性：任何年龄均可感染，以婴幼儿和学龄前、学龄期儿童和新兵发病较多，在集体机构中易感者接触后 80%～90% 发病。使用免疫抑制剂或细胞毒药物的患者感染本病后病情严重可致死。

发病季节：本病全年均可发生，以冬、春季较多见。水痘在易感人群中的播散主要取决于气候、人口密度和医疗卫生条件等因素。

二、临床表现

潜伏期 10～21 天，一般为 14 天左右。成年人于皮疹出现前 1～2 天可先有发热、头痛、咽痛、四肢酸痛、恶心、呕吐、腹痛等前驱症状，小儿则无前驱期症状，皮疹和全身症状多同时出现。发热 1～2 天后即进入发疹期。皮疹先见于躯干、头部，逐渐延及面部，最后达四肢。皮疹分布以躯干为多，面部及四肢较少，呈向心性分布。开始为粉红色针头大的斑疹，数小时内变为丘疹，再经数小时变为疱疹，多数疱疹数日后结痂。部分皮疹从斑疹——丘疹——疱疹——开始结痂，仅 6 ~ 8 小时，皮疹发展快是该病待征之一。疱疹稍呈椭圆形，2 ~ 5 mm 大小，疱疹基部有一圈红晕，当疱疹开始干结时红晕亦消退，皮疹往往很痒。水痘初呈清澈水珠状，以后稍浑浊，疱疹壁较薄易破。水痘皮损表浅，按之无坚实感，数日后从疱疹中心开始干结，最后成痂，经 1 ~ 2 周脱落。无继发感染者痂脱后不留瘢痕，痂刚脱落时留有浅粉色凹陷，尔后成为白色。有的痂疹愈合后，在正常皮肤上又有新的皮疹出现，故在病程中可见各期皮疹同时存在。口腔、咽部或外阴等黏膜也常见皮疹，早期为红色小丘疹，迅速变为水疱疹，随之破裂成小溃疡。有时眼结膜、喉部亦有同样皮疹。多数典型水痘患者皮疹不多，平均出疱疹约 300 个，全身症状亦轻，较少发生严重并发症。重型者则皮疹密布全身，甚至累及内脏（如肺部），全身症状亦重，热度高，热程长。成人水痘常属重型。

　　水痘病毒经呼吸道和口咽黏膜进入机体后，在局部黏膜组织短暂复制，经血液和淋巴液播散至单核 - 巨噬细胞系统，经多个繁殖周期后，再次进入血液而播散到全身各器官，特别是皮肤、黏膜组织导致水痘。由于特异性体液免疫和细胞免疫反应，第 2 次病毒血症仅持续 3 天左右，局部的病损由水痘病毒感染毛细血管内皮细胞开始。感染后有时以静止状态存留于神经节，复发感染时可表现为带状疱疹。

三、预防措施

1. 严格管理传染源　呼吸道隔离从出疹开始到全部疱疹结痂为止，

一切用物及呼吸道分泌物均应消毒处理，防止易感者接触患者。

2. 接种水痘减毒活疫苗 1次剂量为0.5毫升皮下注射，13岁以上儿童和成人注射2次，间隔4～8周。接种1次疫苗后，血清抗体阳性率超过95%。

3. 被动免疫 水痘－带状疱疹免疫球蛋白（VZIG）是用高效价水痘痊愈期血清制备的，在接触水痘患者4天内立即注射有预防效果，皮疹出现后再接种VZIG不会改变疾病的病程。可用于高危易感人群接触后预防。

4. 注意消毒与清洁 对接触水痘疱疹液的衣服、被褥、毛巾、敷料、玩具、餐具等，根据情况分别采取洗、晒、烫、煮、烧消毒，且不与健康人共用。同时还要勤换衣被，保持皮肤清洁。

5. 定时开窗通风 空气流通也有杀灭空气中病毒的作用。但房间通风时要注意防止患者受凉。房间尽可能让阳光照射，打开玻璃窗（玻璃可阻挡杀灭病毒的紫外线）。

流行性脑脊髓膜炎

流行性脑脊髓膜炎简称为流脑，是由脑膜炎奈瑟菌引起的急性化脓性脑膜炎。其主要临床表现为突发高热、剧烈头痛、频繁呕吐、皮肤黏膜淤点、淤斑及脑膜刺激征，严重者可有败血症休克和脑实质损害，常可危及生命。部分患者暴发起病，可迅速致死。

一、流行病学

带菌者和流脑患者是本病的传染源。流行期间人群带菌率高达50%，感染后细菌寄生于正常人鼻咽部，不引起症状不易被发现，而患者经治疗后细菌很快消失，因此，带菌者作为传染源的意义更重要。病原菌主要经咳嗽、打喷嚏借飞沫由呼吸道直接传播。因本菌在外界生活力极弱，故间接传播的机会较少。人群普遍易感，本病隐性感染率高。人群感染后仅约1%出现典型临床表现。人感染后产生持久免疫力。

本病遍布全球，在温带地区可出现地方性流行，全年经常有散发病例出现，但在冬春季节会出现季节性发病高峰。我国曾先后发生多次全国性大流行，自1984年开展A群疫苗接种之后，未再出现全国性大流行。但近些年B群和C群有增多趋势，个别省份发生过C群引起的局部流行。

二、临床表现

潜伏期最短1天，最长7天，一般为2～3天。临床表现常分为以下四种类型。

（一）普通型

本病绝大多数为普通型。

1. 前驱期（上呼吸道感染期） 主要表现为上呼吸道感染症状，如低热、鼻塞、咽痛等，持续1～2天，此期易被忽视。

2. 败血症期 多数起病后迅速出现高热、寒战，体温迅速升高达40℃以上，伴明显的全身中毒症状，头痛及全身痛，精神极度萎靡。幼儿常表现哭闹、拒食、烦躁不安、皮肤感觉过敏和惊厥。70%以上皮肤黏膜出现淤点，初呈鲜红色，迅速增多，扩大，常见于四肢、软腭、眼结膜及臀等部位。本期持续1～2天后进入脑膜炎期。

3. 脑膜脑炎期 除败血症期高热及中毒症状外，同时伴有剧烈头痛、喷射性呕吐、烦躁不安，以及颈项强直，凯尔尼格征和布鲁金斯基征阳性等脑膜刺激征，重者谵妄、抽搐及意识障碍。本期经治疗后通常在2～5天内进入恢复期。

4．**恢复期**　经治疗体温逐渐下降至正常，意识及精神状态改善，皮肤淤点、淤斑吸收或结痂愈合。神经系统检查均恢复正常。病程中约有10%的患者可出现口周疱疹。患者一般在1～3周内痊愈。

（二）暴发型

少数患者起病急剧，病情变化快，如不及时治疗可于24小时内危及生命，儿童多见。

1．**暴发型休克型**　严重中毒症状，急起寒战、高热，严重者体温不升，伴头痛、呕吐，短时间内出现淤点、淤斑，可迅速增多融合成片。随后出现面色苍白、唇周及肢端发绀，皮肤发花、四肢厥冷、脉搏细速、呼吸急促。若抢救不及时，病情可迅速恶化，周围循环衰竭症状加重，血压显著下降，尿量减少，昏迷。

2．**暴发型脑膜脑炎型**　主要表现为脑膜及脑实质损伤，常于1～2天内出现严重的神经系统症状，患者高热、头痛、呕吐，意识障碍加深，迅速出现昏迷。颅内压增高，脑膜刺激征阳性，可有惊厥，锥体束征阳性，严重者可发生脑疝。

3．**混合型**　可先后或同时出现休克型和脑膜脑炎型的症状。

（三）轻型

多见于流脑流行后期，病变轻微，临床表现为低热，轻微头痛及咽痛等上呼吸道症状，可见少数出血点。脑脊液多无明显变化，咽拭子培养可有脑膜炎奈瑟菌生长。

（四）慢性型

少见，一般为成年患者，病程可迁延数周甚至数月。常表现为间歇性发冷、发热，每次发热历时 12 小时后缓解，相隔 1 ～ 4 天再次发作。每次发作后常成批出现皮疹，亦可出现淤点。常伴关节痛、脾大、白细胞增多，血液细菌培养可为阳性。

三、预防措施

1. 早期发现患者，就地隔离治疗。

2. 流行期间做好卫生宣传，应尽量避免大型集会及集体活动，不到人群密集的公共场所，外出应戴口罩。

3. 药物预防：国内仍采用磺胺药，密切接触者可用磺胺嘧啶（SD），分 2 次与等量碳酸氢钠同服，连服 3 天。在流脑流行时，凡具有：①发热伴头痛；②精神萎靡；③急性咽炎；④皮肤、口腔黏膜出血等四项中有两项者，可给予足量全程的磺胺药治疗，能有效地降低发病率和防止流行。

4. 疫苗预防：新兵到达部队后应及时接种流脑疫苗，目前国内外广泛应用 A 群、C 群两群菌苗。保护率为 94.9%，免疫后平均抗体滴度增加 14.1 倍。

腺病毒感染

腺病毒是一种 DNA 病毒，在自然界中分布广泛，可感染很多脊椎动物。一般把能感染人类的腺病毒称为人腺病毒。人腺病毒可引起人类多种感染性疾病。人腺病毒感染大多是温和的，症状很轻甚至没有什么症状而且具有自限性，也就是说经过一段时间后就会自行痊愈。目前已知的人腺病毒有 A ～ G 共 7 个组，60 多个血清型。不同型别的腺病毒可引起不同的疾病。其中腺病毒 B 组和 E 组易在军营引起流行。

一、流行病学

传染源主要为患者和隐性感染者，传播途径主要为呼吸道近距离飞沫传播和直接接触传播，也可通过粪－口途径传播。各个年龄段的人群均可感染腺病毒，但以新兵、婴幼儿、老年人、免疫功能缺陷者和接受器官移植者容易感染，健康成年人大多不易感染。

发病季节：腺病毒感染可常年流行，冬季和春季因人群聚集活动，容易出现腺病毒感染在局部地区的暴发流行；该病毒可感染呼吸道、胃肠道、尿道、膀胱、眼和肝脏等，其中以急性呼吸道感染和急性角膜、结膜炎为主，易引起暴发或流行，尤其是新兵集训单位。

二、临床表现

潜伏期一般为3～8天（平均4～5天）。常见的临床表现：患者主要以发热、干咳、咽痛等上呼吸道感染症状为主，部分伴有头痛、乏力、恶心、食欲缺乏等不适，少部分患者可能有腹泻，每天2～4稀水样便或糊状便。少数患者可有肺炎症状，X线胸片示间质性肺炎改变，多为单侧，下肺野较多见，可发生少量胸膜渗出，病程常为自限性（1～2周）。

三、预防措施

1. 流行季节尽量少外出，少到公共场所，外出时戴口罩，避免接触患者，以防感染。

2. 养成良好的个人卫生习惯，尤其是要勤洗手、不共用洗漱用品，经常使用肥皂和流水洗手，尤其在咳嗽或打喷嚏后，触摸过患者污染的物品后。勤通风，房间至少每日早、中、晚各通风一次，每次至少30分钟，让空气流通，减少病毒传播的机会。对患者接触过的物品应擦拭消毒或煮沸消毒后再使用。

3. 加强体质锻炼，注意防寒保暖，提高机体免疫力。

4. 一旦出现发热、咳嗽、咽痛等异常症状，应及时报告。要做到早发现、早报告、早隔离、早治疗、规范治疗，防止并发症发生。

肺结核

肺结核是由结核分枝杆菌引起的慢性呼吸道传染病，俗称"痨病"、"肺痨"等。是一种非常古老的传染病，全球约有17亿人感染，2000万人患病，其中发展中国家占95%。我国亦是肺结核发病大国，每年约有300万人发病。在部队中由于人群居住高度集中，所以发病率一直较高，居部队各种传染病的前3位。

一、流行病学

肺结核的传染源主要为排菌的肺结核患者，长期排菌的慢性空洞型肺结核患者是主要的传染源。传播途径主要通过空气飞沫传播。痰菌阳性的肺结核患者通过大声说话、咳嗽、打喷嚏把带菌的飞沫散播在空气中，健康人吸入这种带菌的飞沫就会感染上结核菌，身体抵抗力强的人可能在肺部形成一个小小的钙化点，而身体抵抗力较差的人就可能发病。据资料报道，一个痰菌阳性的患者一年可传染10～15个人。人群对结核菌普遍易感，但居住拥挤、营养不良、免疫力低下等人群发病率高。

二、临床表现

大部分人有较密切的结核病接触史，起病可急可缓，呼吸道症状有咳嗽、咳痰、咯血、胸痛、不同程度胸闷或呼吸困难。但多数患者病灶轻微，常无明显症状，经X线检查才被发现，有些患者以突然咯血被发现，但在病程中常可追溯到轻微的毒性症状。全身毒性症状表现为午后低热、乏力、食欲减退、体重减轻、盗汗等。当肺部病灶急剧进展播散时，可有高热，妇女可有月经失调或闭经。呼吸系统一般有干咳或只有少量黏液。伴继发感染时，痰呈黏液性或脓性。约1/3患者有不同程度的咯血。当炎症波及壁层胸膜时，相应胸壁有刺痛，一般并不剧烈，随呼吸和咳嗽而加重。慢性重症肺结核患者呼吸功能减弱，出现呼吸困难。抗结核化学药物治疗对结核的控制起着决定性的作用，合理的化疗可使病灶全部灭菌、痊愈。传统的休息和营养起着辅助作用。

三、预防措施

1. **控制传染源**　及时发现并治疗。出现上述症状应立即X线透视或拍胸片，如发现肺部有阴影，可查痰涂片和结核菌素试验。如二者均阳性，则肺结核的诊断即可确立，这时，患者应该到结核病专科医院就诊和隔离治疗，按照"早期、规律、联合、适量、全程"的方针用药。

2. **切断传播途径**　加强开窗通风，保持空气新鲜。落实呼吸道传染病的隔离消毒措施。培养良好的个人卫生习惯，不随地吐痰。

3. **保护易感人群**　注意劳逸结合，要有足够的营养和睡眠，还要有适当的户外活动和体育锻炼，这样可以增强体质，提高抵抗力。在有开放性肺结核患者的单位或家庭中，对结核菌素试验为阳性或强阳性的青少年，应给予短期的化学药物预防性治疗，这样可以避免发病。

流行性感冒

流行性感冒，简称流感，是由流感病毒引起的急性呼吸道传染病，分甲、乙、丙三型，其中甲型流感威胁性最大，常引起世界性大流行和不同规模的流行。

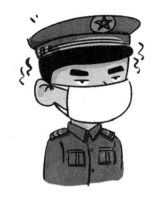

一、流行病学

传染源为患者及病毒携带者；传播途径主要通过飞沫传播。老年人、幼儿及有心肺或其他慢性疾病者和机体免疫功能低下者易感，患流感时易并发肺炎或其他病症。

二、临床表现

单纯型流感主要表现为高热、头痛、全身酸痛、乏力等；同时有较轻的咳嗽，很少有流涕、咳痰等呼吸道症状。发热可持续2～5天，但乏力等持续时间较长，可持续2周以上。流感肺炎型主要发生在幼儿、老人及免疫力低下者，开始发热、头痛、乏力，1～2天后病情加重，出现咳嗽、气促、口唇发绀，病情严重。

三、预防措施

1. **一般预防措施**　平时多锻炼身体，增强体质，提高抵御疾病的能力。流感流行时减少去公共场所或人多的地方，居住地点应保持良好的通风（每日2～3次，早、中、晚各半个小时），多饮开水等。养成良好的个人卫生习惯，咳嗽、打喷嚏时不对着他人，并用纸巾或手帕挡住，以免增加室内病菌数量或传给他人。外出回家先洗手，勤晒被褥，勤洗衣服和枕巾。

2. 疫苗预防　预防流感，目前多应用灭活疫苗皮下注射，在疫苗株与流行病毒株抗原性相一致的情况下，有肯定的预防效果。对重点人群进行保护，免疫对象主要是老年人和儿童，免疫成功率在86%以上。接种疫苗后，体内迅速产生保护性抗体，通常2周内即有保护效果，持续1年左右，保护率50%～80%，无明显不良反应。每年流行季节到来之前1个月左右进行新疫苗接种。经观察，老年人免疫后血清抗体水平要低于青年人，但老年人接种后临床发病率仍可减少50%，即使发生流感病情也较轻，并发症可减少72%，病死率可降低87%。

3. 药物预防　应用药物预防无需考虑病毒型别和变异，且在流行开始即能迅速发挥其效果，降低发病率，可使得高度受威胁（流感密切接触者）而又不能接种疫苗的易感者及时得到保护。以金刚烷胺或金刚乙胺200毫克，每日1次口服，具有与流感疫苗相同的预防效果，可减少发病50%～90%，但注意耐药的发生或奥司他韦150毫克，连服7日。

人感染高致病性禽流感

人感染高致病性禽流行性感冒（简称人禽流感）是由禽甲型流感病毒某些亚型中的一些毒株引起的急性呼吸道传染病。早在1981年，美国即有禽流感病毒H7N7感染人类引起结膜炎的报道。1997年，我国香港特别行政区发生H5N1型人禽流感，全球已导致250多人死亡，2013年，在我国上海等地首先发现H7N9禽流感，已导致47人死亡，并在世界范围内引起了广泛关注。

一、流行病学

传染源：主要为患禽流感或携带禽流感病毒的鸡、鸭、鹅等禽类。野禽在禽流感的自然传播中扮演了重要角色。 目前尚无人与人之间传播的确切证据。

传播途径：经呼吸道传播，也可通过密切接触感染的家禽分泌物和排泄物、受病毒污染的物品和水等被感染，直接接触病毒毒株也可被感染。

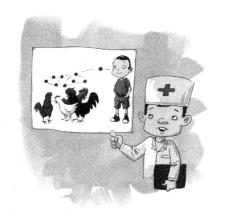

易感人群：一般认为，人类对禽流感病毒并不易感。尽管任何年龄均可被感染，但在已发现的H5N1感染病例中，13岁以下儿童所占比例较高，病情较重。

高危人群：从事家禽养殖业者及其同地居住的家属、在发病前1周内到过家禽饲养、销售及宰杀等场所者、接触禽流感病毒感染材料的实验室工作人员、与禽流感患者有密切接触的人员为高危人群。

尽管目前人禽流感只是在局部地区出现，但是，考虑到人类对禽流感病毒普遍缺乏免疫力、人类感染H5N1、H7N9型禽流感病毒后的高病死率，以及可能出现的病毒变异等，世界卫生组织（WHO）认为该疾病可能是对人类存在潜在威胁最大的疾病之一。

禽流感病毒对乙醚、氯仿、丙酮等有机溶剂均敏感。常用消毒剂容易将其灭活，如氧化剂、稀酸、卤素化合物（漂白粉和碘剂）等都能迅速破坏其活性。禽流感病毒对热亦比较敏感，但对低温抵抗力较强，65℃加热30分钟或煮沸（100℃）2分钟以上可灭活。病毒在较低温度粪便中可存活1周，在4℃水中可存活1个月，对酸性环境有一定抵抗力，在pH 4.0的条件下也具有一定的存活能力。裸露的病毒在阳光下直射40～48小时即可灭活，如果用紫外线直接照射，可迅速破坏其活性。

二、临床表现

潜伏期：根据对H5N1、H7N9亚型感染病例的调查结果，潜伏期一般为1～7天，通常为2～4天。

临床症状：不同亚型的禽流感病毒感染人类后可引起不同的临床症状。感染H9N2亚型的患者通常仅有轻微的上呼吸道感染症状，部分患者甚至没有任何症状；感染H7N7亚型的患者主要表现为结膜炎；重症患者一般均为H5N1和H7N9亚型病毒感染。患者呈急性起病，早期表现类似普通型流感。主要为发热，体温大多持续在39℃以上，可伴有流涕、鼻塞、咳嗽、咽痛、头痛、肌肉酸痛和全身不适。部分患者可有恶心、腹痛、腹泻、稀水样便等消化道症状。重症患者可出现高热不退，病情发展迅速，几乎所有患者都有临床表现明显的肺炎，可出现急性肺损伤、急性呼吸窘迫综合征（ARDS）、多种并发症。

三、预防措施

1. 尽可能减少人与禽、鸟类不必要的接触，尤其是与病、死禽类的接触。

2. 因职业关系必须接触者，工作期间应戴口罩、穿工作服。

3. 加强禽类疾病的监测。动物防疫部门一旦发现疑似禽流感疫情，应立即通报当地疾病预防控制机构，指导职业暴露人员做好防护工作。

4. 加强对密切接触禽类人员的监测。与家禽或人禽流感患者有密切接触史者，一旦出现流感样症状，应立即进行流行病学调查，采集患者标本并送至指定实验室检测，以进一步明确病原，同时应采取相应的防治措施。

5. 严格规范收治人禽流感患者医疗单位的院内感染控制措施。接触人禽流感患者应戴口罩、戴手套、戴防护镜、穿隔离衣。接触后应洗手。

6. 注意饮食卫生，不喝生水，不吃未熟的肉类及蛋类等食品；勤洗手，养成良好的个人卫生习惯。

7. 可采用中医药方法辨证施防。

呼吸道传染病的预防措施

应采用综合性预防措施，主要包括：

1. 经常开窗通风，保持室内空气新鲜。

2. 搞好家庭环境卫生，保持室内和周围环境清洁。

3. 养成良好的卫生习惯，不要随地吐痰，勤洗手。打喷嚏或咳嗽时应掩着口鼻。用过的纸巾需放在有盖的垃圾桶内，垃圾应该放置在垃圾桶内，全日用盖盖好，每日要清理一次。

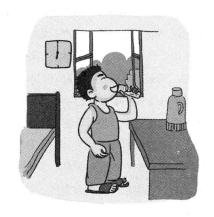

4. 保持良好的生活习惯，多喝水、不吸烟、不酗酒。

5. 经常锻炼身体，保持均衡饮食，注意劳逸结合，提高自身抗病能力。

6. 要根据天气变化适时增减衣服，避免着凉。

7. 尽量避免到人多拥挤的公共场所。

8. 如果有发热、咳嗽等症状，应及时到医院检查治疗。当发生传染病时，应主动与健康人隔离，尽量不要去公共场所，防止传染他人。

9. 不要自行购买和服用某些药品，不要滥用抗生素。

10. 应按时完成预防接种，一般人群可在医生的指导下有针对性的进行预防接种。

第二节　常见肠道传染病及预防

肠道是指大肠和小肠，是人体消化道的一部分。我们日常饮用的水及食物，如果被病原体所污染，那么这些被污染的水和食物，经过口腔进入肠道，这些病原体在肠道内繁殖且散发毒素，破坏肠黏膜组织，引起肠道功能紊乱和损害，严重影响身体健康，人体一旦被传染，患者由粪便中排出病原体，病原体将再次污染他人，这样的传染病就是肠道传染病。肠道传染病包括细菌引起的细菌性痢疾、伤寒、副伤寒、霍乱、副霍乱以及食物中毒等；阿米巴原虫引起的阿米巴痢疾；相关病毒引起的病毒性肝炎、脊髓灰质炎等。

大多数肠道传染病发病会有恶心、呕吐、腹痛、腹泻、食欲减退等胃肠道症状，有些伴有发热、头痛、肢体疼痛、全身中毒症状，若治疗不及时，可引起严重的并发症，甚至导致死亡。但不同的病种其临床症状又有不同的特点。

霍 乱

霍乱是由霍乱弧菌引起的急性肠道传染病，患者可有剧烈腹泻、脱水甚至死亡，因为发病猛、传播快、影响大，被世界卫生组织确定为必须国际检疫的传染病之一。也是我国《传染病防治法》规定需经国境检疫的甲类传染病。据历史记载，霍乱共有7次世界性大流行，造成的损失难以计数，仅印度死者就超过3800万。世界卫生组织称它是对全球的永久威胁，并说"威胁在增大"。专家认为，霍乱之所以危害严重，与环境恶化、卫生设施落后、居住条件恶劣、营养不良等因素有关。霍乱很容易防治，只要不饮被病菌污染的水、不吃生冷不洁食物就不会感染。

一、流行病学

患者和健康带菌者是主要传染源。传播途径为经水、食物、生活接触和苍蝇传播，经水传播是最主要的传播途径。人群对该病普遍易感，病后带菌可达1年以上。发病季节一般在5～11月，流行高峰为7～10月。但随着气候的变暖，4月上旬甚至3月中下旬也会出现病例。

二、临床表现

人感染霍乱后，潜伏期通常为1～2天。主要有剧烈腹泻、呕吐、神态不安、表情淡漠、声音嘶哑、头昏、血压下降，严重者可引起脱水死亡。大多数病例起病急，多为剧烈腹泻开始，然后呕吐，少数先吐后泻，大多数无腹痛，少数有腹部隐痛或腹部饱胀感。每天腹泻数次至十多次或更多，少数甚至大便失禁，无法计数。

三、预防措施

1. 预防接种，国境检疫。目前由军事医学科学院研制成功的霍乱疫苗口服胶囊，具有保护效果好、使用方便和保护持续时间较长等优点，在有疫情发生前2周，可服用霍乱疫苗用于预防。

2. 加强饮水、饮食卫生。部队野外作训时，必须选择和保护好水源，改善饮用水条件，实行饮水消毒，提倡喝开水。抓好饮食卫生，不吃生的、半生的食物，生吃瓜果要洗净，饭前便后要洗手，养成良好的卫生习惯。

3. 落实"三管一灭"措施，即管水、管粪、管饮食，杀灭苍蝇。开展以预防肠道传染病为重点的群众性爱国卫生运动，搞好环境卫生，及时清除、处理垃圾和人畜粪便。

4. 加强患者、接触者及其直接接触环境的管理：对患者、疑似患者和带菌者要分别隔离治疗。对患者、疑似患者和带菌者的吐泻物和污染过的环境、物品、饮用水进行随时消毒，带菌者送隔离病房或治愈后进行终末消毒。对密切接触者及高危人群实施药物预防。

甲型病毒性肝炎

甲型病毒性肝炎，简称甲型肝炎，是由甲型肝炎病毒（HAV）引起的，以肝脏炎症病变为主的传染病，主要通过粪–口途径传播，临床上以疲乏、食欲减退、肝大、肝功能异常为主要表现，部分病例出现黄疸，主要表现为急性肝炎，无症状感染者常见。任何年龄均可患本病，但主要为儿童和青少年。

一、流行病学

患者和无症状感染者为传染源。甲型肝炎患者仅从粪便中排出病原体，血液中HAV主要出现在黄疸发生前14～21天，在此期间患者的血液有传染性，但黄疸发生后患者血液通常无传染性。患者在起病前2周和起病后1周从粪便中排出HAV的数量最多，此时传染性最强。但至起病后30天仍有少部分患者从粪便中排出HAV。传

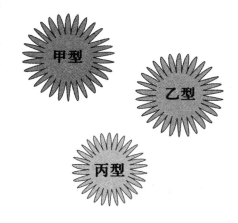

播途径：甲型肝炎以粪口途径为主要传播途径，粪－口传播的方式是多样的，一般情况下，日常生活接触传播是散发性发病的主要传播方式，因此在集体单位如学校和部队中甲型肝炎发病率高。水和食物的传播，特别是水生贝类如毛蚶等是甲型肝炎爆发流行的主要传播方式。1988年上海市由于食用受粪便所污染的毛蚶而引起新中国成立以来最大一次甲型肝炎流行，在4个月内共发生31万例。易感性与免疫力：人群未注射甲肝疫苗者对HAV普遍易感，患过甲型肝炎或感染过甲型肝炎病毒的人可以获得持久的免疫力。

二、临床表现

甲型肝炎的潜伏期平均30天（5～45天）。主要表现为急性肝炎，分为急性黄疸型及急性无黄疸型，典型急性黄疸型甲型肝炎表现为起病急，早期有畏寒、发热、全身乏力、食欲减退、厌油腻、恶心、呕吐、

腹痛、肝区痛，腹泻、尿色逐渐加深渐呈浓茶色。少数病例以发热、头痛、上呼吸道症状为主要表现，此时易误诊为上呼吸道感染。黄疸出现前，早期消化道症状明显容易误诊为胃炎或消化不良。随着病程进展，上诉自觉症状减轻，发热减退，但尿色继续加深，巩膜、皮肤出现黄染，约于2周达高峰，可伴有大便颜色变浅，皮肤瘙痒，肝大，有充实感，有压痛及叩击痛，部分患者脾大，以上症状可持续2～6周。到恢复期黄疸逐渐消退，症状减轻至消失，肝脾回缩，肝功能逐渐恢复正常。总病程2～4个月。

三、预防措施

1. 提高个人卫生水平，广泛开展病从口入的卫生宣教。流动水洗手及洗餐具，在单位就餐自备餐具，养成饭前便后洗手的良好习惯。

2. 饮食行业应认真执行食品卫生法。尤其要做好食具消毒，食堂、餐厅应实行分餐制或公筷制。中小学要供应开水，学生自带杯。取缔不符合卫生条件的、无证的饮食摊贩。

3. 加强水源保护，严防饮用水被粪便污染。要加强生食水产品的卫生监督。加强对产地水域的卫生防护，防止粪便和生活污水的污染。应尽可能避免吃可能已被污染的水、新鲜水果、蔬菜以及贝类食品，做好环境卫生及粪便无害化处理。

4. 对甲肝患者的食品、便器、衣服、床单、注射针头及其排泄物亦均应做消毒处理。消毒方法应根据不同的消毒对象采用煮沸、福尔马林、强力戊二醛、有效氯以及紫外线等灭活病毒。

5. 保护易感人群。主动免疫：普及甲肝疫苗的预防接种。甲肝疫苗是用于预防甲型肝炎的疫苗，目前在中国已经成为儿童接种的主要疫苗之一，2008年5月被列入扩大免疫疫苗之一。被动免疫：对密切接触者；
包括当传染源已明确（如食物或水）的所有已暴露者；已流行甲肝单位
中的成员，可进行丙种球蛋白的预防，注射时间越早越好，最迟不宜超
过接触感染后7 ~ 10天，免疫效果可以维持35天。对密切接触者应进行
医学观察45天。

<h1 align="center">伤　寒</h1>

伤寒是由伤寒杆菌引
起的肠道传染病，症状主
要为持续高热、相对缓脉、
全身中毒症状、脾大、玫
瑰疹与白细胞减少等，主
要并发症有肠出血和肠穿
孔等。副伤寒症状与之类
似，但病死率比伤寒低得
多。伤寒主要通过被病菌
污染的食物和水，以及经
接触传播。

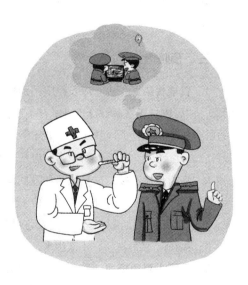

一、流行病学

传染源为发病的患者和病原携带者，包括无症状者以及病愈后症状
消失但未经彻底治疗体内仍有病菌存在的人，这些人由于没有临床症状
而被忽视治疗，还可以继续排菌，从而污染食物和水，造成传播。大多
数患者愈后排菌逐渐减少至消除，但有少部分患者可持续3个月以上，

个别甚至终生排菌。因此,对伤寒、副伤寒患者的治疗应强调彻底。

二、临床表现

伤寒的潜伏期为7 ~ 21天,平均14天。患者开始感觉疲倦、无力,不思饮食,常有腹胀、腹泻或便秘等症状,接着就高热,约2周才逐渐退烧。发病的第2周,患者身上还会出现一些淡红色疹子,脾脏会肿大。病重者还可能有神志不清、烦躁不安、说胡话等症状,后期还可能发生肠出血或肠穿孔。

三、预防措施

1. **管理传染源** 患者应及早隔离治疗,其排泄物及衣物等应彻底消毒。体温恢复正常后15天为止;有条件者应做粪便培养,如连续2次阴性,可解除隔离。早期发现带菌者,严格登记,认真处理,对密切接触者应进行检疫。对有发热可疑者,应及早隔离观察。

2. **切断传播途径** 这是预防和降低伤寒发病率的关键性措施。深入开展群众性卫生运动,做好卫生宣传工作,搞好"三管一灭"(粪便管理、水源管理、饮食卫生管理和消灭苍蝇)。养成良好的卫生与饮食习惯,坚持饭前、便后洗手,不饮生水,不吃不洁食物。

3. **提高人群免疫力** 目前伤寒,副伤寒甲、乙三联菌苗,一般皮下注射2次,间隔7 ~ 10天,70% ~ 85%的易感者即可获得保护,保护期3 ~ 4年。口服活菌苗对伤寒的保护率达96%,可根据条件选用。

痢　疾

人们一般常说的痢疾多指细菌性痢疾(简称菌痢),它是由痢疾杆菌引起的一种肠道传染病，属我国法定管理的乙类传染病。菌痢在我国发病率很高，全国各地的城市和农村均有发生，部队发病率亦较高，特别是在野外训练时。各年龄的人群均可发病，全年都有发病，以夏秋两季发病率最高。

一、流行病学

传染源是患者和带菌者，主要通过粪－口传播方式而感染。痢疾杆菌从患者、带菌者粪便排出体外，通过苍蝇等直接或间接污染食物、水、各种日常生活用品、用具，进而再经口感染健康人。常见流行类型：①食物型传播。生吃的瓜果、蔬菜被患者大便污染，以及餐饮制售人员是菌痢患者或带菌者，均可能污染食物，造成食物型传播，甚至造成食物型暴发或流行。②经水传播。水源被污染，供水地区饮用污染水源的人群可出现暴发或持续流行。③日常生活接触。痢疾杆菌污染日常生活用品，如门把、水龙头、桌椅、床铺、儿童玩具等，痢疾杆菌经手入口，引起人的感染，多为散发流行。④经蝇传播。苍蝇带菌污染食物，健康人吃了被污染的食物可能感染，故菌痢发病与苍蝇密度关系密切。人群对菌痢普遍易感，10～150个细菌即可引起发病，病后免疫力持续时间较短，不同类型的菌株之间无交叉免疫，短时间内也会再次发生感染。

二、临床表现

菌痢的潜伏期为数小时至7天，一般为1～3天。主要临床表现有发热、腹痛、腹泻、里急后重、脓血便、黏液便等全身中毒症状，病情轻重悬殊，病程可分为急性、慢性两期六型。急性中毒型菌痢如果诊断治疗不及时，常常危及生命。

三、预防措施

我军对菌痢的防治原则是：以切断传播途径为主，同时做好传染源管理等综合性防治措施。只要做好各项卫生工作，把好"病从口入"关，就可减少疾病的发生，而收到显著效果。阻断传播途径应做好以下工作。

1. **加强饮食管理**　建立或健全各项饮食卫生管理制度。

2. **搞好饮水卫生**　保护好水源，坚持饮水消毒，保证供应部队足量的开水。

3. **管好粪便、污物**　做好粪污消毒及无害化处理。

4. **防蝇灭蝇**　在厨房、食堂、副食间、宿舍等场所，应有防蝇、灭蝇设施。

5. **讲究个人卫生**　教育指战员，养成良好的卫生习惯，落实各项卫生制度。

肠出血性大肠杆菌 O157：H7 感染性腹泻

肠出血大肠杆菌 O157：H7 感染，是20世纪80年代才被认识的，由肠出血大肠杆菌 O157：H7 引起的一种致血性腹泻的急性肠道传染病。其主要临床特点是血性腹泻与痉挛性疼痛，曾有出血性结肠炎之称。病情严重者可发展为溶血性尿毒症综合征，导致患者死亡。1996年日本列岛广泛流行3个月，发病儿童10 000余人，死亡多人。该病感染是一种食源性疾病，对部队官兵具有极大的威胁。

一、流行病学

患者和无症状携带者均可成为传染源。通常经食品、水源及密切接触而感染。人群对病原体普遍易感，感染后可获得一定程度的特异性免疫力。该菌对外界抵抗力较强，易于培养；对人的致病力很强，短期内能使大量人群发病，可用于生物恐怖袭击。

二、临床表现

潜伏期通常为3 ~ 4天，长达8天，短至1天。临床表现多样，可表现为无症状感染，有20% ~ 40%仅为轻度腹泻，多数为出血性结肠炎，突然起病，痉挛性腹痛及血性腹泻；有2% ~ 7%的患者有溶血性中毒综合征及血栓性血小板减少性紫癜等。典型的临床表现为腹部剧烈疼痛，先期水样便，1 ~ 2天后出现类似下消化道出血的鲜血样便或血便相混，低热或不发热。部分患者可出现急性肾功能衰竭，死亡率较高。

三、预防措施

1. 对食品、饮用水要进行严格管理，定期监测；对直接入口的食品如快餐、熟肉制品、糕点等要严防污染。

2. 对患者隔离治疗，对其排泄物要认真消毒，严格消毒受污染的食品、水源等。

肠道传染病的特点及预防措施

传染病的发生和流行有其自身的规律，受到多方面因素的影响，可以用"三环节（传染源、传播途径、易感人群）、两因素（自然因素、社会因素)"概括。对肠道传染病来说能否发生，与传染源的数量、类型、苍蝇等媒介生物的密度，天气的温度、湿度，个人卫生意识，人体抵抗力状况等综合条件有密切的关系，而且每种传染病都有自身的流行特点，准确预测疫情是很困难的。

一、肠道传染病的主要特点

1. 临床表现相似 大多数肠道传染病发病会有恶心、呕吐、腹痛、腹泻、食欲减退等胃肠道症状，有些伴有发热、头痛、肢体疼痛、全身中毒症状，若治疗不及时，可引起严重的并发症，甚至导致死亡。

2. 传播途径相同

（1）经水传播：患者或病原携带者的粪便、呕吐物排入水源，洗涤被病原体污染的衣裤、器具、手等都可使水受到污染。水源受到污染后可引起肠道传染病的暴发流行。霍乱、伤寒、菌痢被称为三大水媒病。

（2）经食物传播：在食品的生产、加工、运输、贮存和销售的过程中都存在被病原体污染的危险。食品中的病原体可来自存放容器、进餐用具、手的接触、施用粪肥及被昆虫污染等。

（3）接触传播：通过握手，使用或接触衣物、文具、门把手、钱币等都有可能造成病原体的传播和扩散。

（4）昆虫传播：苍蝇、蟑螂等都能起机械搬运病原体的作用，有些病原体还能在昆虫的肠管里存活一段时间，甚至繁殖。到处活动的苍蝇、蟑螂等昆虫也是造成肠道传染病扩散的重要原因。

二、预防措施

1. 积极开展爱国卫生运动，加强对粪便、垃圾和污水的卫生管理，发动群众开展除四害运动。

2. 讲究个人卫生，养成饭前便后洗手的习惯。常剪指甲、勤换衣服。

3. 食堂和家庭采购食品要严格把好质量关，切不可为贪便宜而购买变质的禽、蛋、肉和水产品。

4. 不喝生水，菜要烧熟煮透，吃剩的菜放在冰箱里过夜，食用时应重新回锅加热。

5. 购买易生虫的蔬菜应注意鲜嫩无虫眼，留意是否使用了农药，摘去黄叶后应用水浸泡半小时以上，中间换水 2～3 次，然后再烹调。

6. 贮存食品或加工食品时，都应该生熟分开。

7. 最好不要去大排档就餐和购买无证经营的盒饭，不要自办大型聚餐活动。

8. 发现食物有异样或异味不可食用，也不可煮沸烧透后再食用。

9. 实行分餐制并对碗筷等餐具应经常煮沸消毒。

10. 一旦发生肠道传染病症状应及时就医；单位有多人同时出现食物中毒现象，应在去医院的同时及时向疾病预防控制中心报告。

概括起来，预防肠道传染病有一个"九字真经"：吃熟食、喝开水、勤洗手。

第三节　虫媒传染病及预防

虫媒传染病，是由病媒生物传播的自然疫源性疾病，常见的有流行性乙型脑炎、鼠疫、莱姆病、疟疾、登革热等危害性较强的传染病。虫媒传染病与鼠传疾病构成了媒介生物性疾病（习惯上均称虫媒传染病）。这类传染病在我国每年传染病总发病病例中占 5%～10%，但它

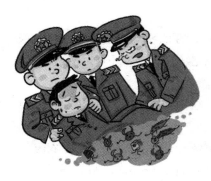

的病死人数则占传染病总死亡人数的30% ~ 40%。常见的病媒昆虫有蚊子、苍蝇、蟑螂、臭虫、虱子、跳蚤、蚂蚁等，此外还包括蠓、蚋、虻、白蛉等。不同虫媒传染病的传染源和传播媒介是不尽相同的。以乙脑为例，流行性乙型脑炎（简称乙脑）又称"日本脑炎"，是以脑实质炎症为主要病变的中枢神经系统急性传染病。它属于自然疫源性疾病，多在夏秋季流行，病原体为乙脑病毒，经蚊虫传播。能传播本病的蚊种有库蚊、伊蚊和按蚊中的某些种类，其中三带喙库蚊是主要的传播媒介。乙脑的主要传染源为猪。最近全国不少地方紧急为宠物猪、商业猪打乙脑疫苗，其实也就是控制乙脑的传染源。现将几种常见虫媒传染病介绍如下。

肾综合征出血热

肾综合征出血热亦称流行性出血热，是由汉坦病毒引起的急性、地方性、自然疫源性传染病，病情危急，并发症多，病死率高。其主要病理变化是全身广泛性的小血管和毛细血管的损害。我国于1935年首次发现于黑龙江流域，1942年定名为流行性出血热，至1982年由WHO统一命名为肾综合征出血热。

一、流行病学

传染源是黑线姬鼠、褐家鼠、家兔、猫、犬等66种脊椎动物，均是宿主。主要传播途径是通过伤口、呼吸道、消化道、螨媒和胎盘母婴垂直传播。我国是肾综合征出血热流行的主要国家，占全世界病例数的90.4%。一般认为人群普遍易感，隐性感染率较低，在野鼠型多为3%～4%及以下；但家鼠型疫区隐性感染率较高，病后抗体持续时间长，发病有季节性，呈全年散发；野鼠型发病高峰多在秋季，从10月到次年1月，少数地区春夏间有一发病小高峰。家鼠型主要发生在春季和夏初，从3月到6月。其季节性表现为与鼠类繁殖、活动及与人的活动接触有关。在我国近年来伴随家鼠型的出现，疫区迅速蔓延，并向大、中城市，沿海港口扩散，已成为一个严重而急待解决的问题。

二、临床表现

潜伏期为5～46天，一般为1～2周。本病典型表现有发热、出血和肾脏损害三大主要特征，以及发热、低压、少尿、多尿与恢复期等五期临床过程。多数病例临床表现并不典型，或某期表现突出，或某期不明显而呈"越期"现象，或前两、三期重叠。

1. **发热期** 主要表现为感染性病毒血症和全身毛细血管损害引起的症状。大多突然畏寒发热，体温在1～2天内可达39～40℃，热型以弛张及稽留为多，一般持续3～7天。出现全身中毒症状，高度乏力，全身酸痛、头痛和剧烈腰痛、眼眶痛，称为"三痛"。头痛可能与脑血管扩张充血有关；腰痛与肾周围充血、水肿有关；眼眶痛可能为眼球周围组织水肿所致。胃肠道症状也较为突出，常有食欲减退、恶心、呕吐、腹痛及腹泻等。重者可有嗜睡、烦躁及谵语等。但热度下降后全身中毒症状并未减轻或反而加重，是不同于其他热性病的临床特点。颜面、颈部及上胸部呈弥漫性潮红，颜面和眼睑略水肿，眼结膜充血，可有出血点或淤斑和球结合膜水肿，似酒醉貌。在起病后 2 ～ 3 天软腭充血明显，有多数细小出血点。两腋下、上胸部、颈部、肩部等处皮肤有散在、簇状或搔抓状、索条样的淤点或淤斑。重者的淤点、淤斑可遍及全身，且可发生鼻出血、咯血或腔道出血，表示病情较重，多由弥散性血管内凝血所致。

2. 低血压期 主要为失血浆性低血容量休克的表现。一般在发热 4 ～ 6 天，体温开始下降时或退热后不久，患者出现低血压，重者发生休克。可合并弥散性血管内凝血、心力衰竭、水电解质平衡失调，临床表现心率加快，肢端发凉，尿量减少，烦躁不安，意识不清，口唇及四肢末端发绀，呼吸短促，出血加重。本期一般持续 1 ～ 3 天，重症可达 6 天以上。且常因心肾衰竭造成死亡，此期也可不明显而迅速进入少尿或多尿期。

3. 少尿期 少尿期与低血压期常无明显界限，两者经常重叠或接踵而来，也有无低血压休克，由发热期直接进入少尿期者。24 小时尿少于 400 毫升为少尿，少于 50 毫升者为无尿。本期主要临床表现为氮质血症，水电解质平衡失调。也可因蓄积于组织间隙的液体大量回入血循环，以致发生高血容量综合征。

4. 多尿期 肾脏组织损害逐渐修复，但由于肾小管回吸收功能尚未完全恢复，以致尿量显著增多，24 小时尿量达 3000 毫升为多尿，多尿达 4000 ～ 10 000 毫升及以上。

多尿初期，氮质血症、高血压和高血容量仍可继续存在，甚至加重。至尿量大量增加后，症状逐渐消失，血压逐渐回降。若尿量多而未及时补充水和电解质，亦可发生电解质平衡失调（低钾、低钠等）及第二次休克。本期易发生各种继发感染，大多持续 1 ～ 2 周，少数长达数月。

5. **恢复期**　随着肾功能的逐渐恢复，尿量减至3000毫升以下时，即进入恢复期。尿液稀释与浓缩功能逐渐恢复，精神及食欲逐渐好转，体力逐渐恢复。一般需经1～3个月恢复正常。

三、预防措施

流行性出血热的主要传染源是鼠，人通过接触鼠的排泄物污染的食品、空气、血液均可感染该病。

1. **灭鼠防鼠**　灭鼠是防止本病流行的关键，常采用机械法和毒饵法等，灭鼠时机应选择在本病流行高峰期（5～6月和10～12月）前进行。在灭鼠为主的前提下，同时做好防鼠工作，床铺不靠墙，睡高铺，屋外安装防鼠设施，防止鼠类进入屋内。

2. **疫苗接种**　流行季节前一个月接种出血热疫苗能有效预防出血热发病，有效保护率达95%以上。

3. **灭螨防螨**　要保持屋内清洁、通风、干燥，用湿式清扫，必要时用过氧乙酸或福尔马林等消毒灭螨。

4. **注意食品卫生**　做好食具消毒、食物保藏等工作，要防止鼠类排泄物污染食品和食具。剩饭菜必须加热并煮透后方可食用。

5. **做好个人防护**　不直接用手接触鼠类及其排泄物等；流行季节避免坐卧草地，不在草地上晒衣服；劳动时防止皮肤破损，破损后应及时消毒包扎伤口；在野外工作时，要穿袜子，扎紧裤腿、袖口，以防螨类叮咬。

6. **严格消毒隔离**　对鼠类动物的尸体及其排泄物应严格消毒处理，防止污染环境；患者及早接受隔离治疗，对其流出的血、分泌物、排泄物等做好消毒处理。因此，预防本病的关键是灭鼠。

莱姆病

莱姆病是一种自然疫源性疾病，其病原体为伯氏疏螺旋体，传播媒介为硬蜱。症状早期以慢性游走性红斑为主，中期表现神经系统及心脏异常，晚期主要是关节炎。具有分布广、病程长、病死率较高等特点。如能早期诊断、早期治疗常可痊愈。否则会出现严重并发症。该病多发于气候温和的夏季，患者多在林木茂密地区野外活动时被蜱叮咬而感染。

一、流行病学

某些脊椎动物被认为是莱姆病的重要传染源。不同地区传染源的种类有所不同。在我国已从黑线姬鼠、白腹鼠、社鼠、小家鼠、嗣婧、野兔及患者体内分离出病原体，一些家畜的感染率也很高。传播媒介：主要是通过节肢动物蜱的叮咬在宿主动物与宿主动物及人之间造成传播。通过其他途径如母婴垂直传播、直接接触传播和节肢动物为媒介传播少见。不同年龄的人群对本病普遍易感，但其感染率的高低与被蜱咬的几率有关。因此本病的发病对象主要是经常被蜱叮咬的人群，在我国以森林工人、山区居民和野外工作者发病较多，部队在野外作训时较易感染。其流行呈全球分布，与气候条件有密切关系，多发生在气候温暖的季节，一般春季出现发病，夏季和秋初达到高峰，至深秋发病逐渐减少，全年各月均可见晚期病例。

二、临床表现

本病是多器官、多系统受累的炎性综合征，具有潜伏期长、病程长，早期临床表现和中晚期临床表现可间隔较长时间等特点，临床表现复杂，不同患者可以完全不同的临床表现就诊。也因为如此，除目前国际上公认的命名是莱姆病外，还有许多其他命名，如游走性红斑（EM）、慢性游走性红斑（ECM）、慢性萎缩性肌皮炎（ACA）、慢性脑脊髓炎、良性淋巴细胞增生症、慢性游走性红斑性关节炎、少年类风湿关节炎、莱姆关节炎等。

早期临床表现：患者常有全身不适，疲乏、头痛、发热、寒战、颈项强直、关节疼痛、淋巴结肿大和嗜睡等症状。与流感或流感伤寒型钩端螺旋体病的症状相似，常被误认为感冒。乏力是最常见也是患者感觉最突出的症状，患者体温多呈间歇性低热，儿童可高热和呈持续性，皮损近心端的淋巴结可肿大，甚至出现全身淋巴结肿大。早期皮肤损害常见，如致密性红斑、荨麻疹、多发环形红斑等。

迟发性临床表现：在早期症状出现数周或数月后可出现神经系统、循环系统和运动系统受损的症状，少数患者还可有消化系统、呼吸系统、泌尿生殖系统受损的症状，这些症状和体征多呈间歇交替性发作，一段时间内可只以一种症状为主。如神经系统症状以脑膜炎、脑炎、神经根炎、局部颅神经炎最常见；循环系统症状，最常见的表现为晕厥、头晕、气急、心悸、心动过速或过缓，少数患者出现胸骨下痛；运动系统症状有关节和肌肉僵硬，疼痛是莱姆病患者的常见症状；其他系统症状少数患者有肝炎样症状，如厌食、恶心、呕吐、右上腹痛、肝大、肝区压痛、体重减轻等。呼吸道症状以咽痛常见，部分患者有短暂的胸部刺痛，个别患者有睾丸肿痛等症状。

三、预防措施

预防莱姆病应采取灭蜱、防蜱为主的综合性防治措施，同时在疫区要积极向当地群众宣传莱姆病的防治知识，搞好个人防护。

1. 控制传染源 莱姆病作为一种自然疫源性疾病，其储存宿主繁多，要真正消灭野外传染源较困难。但应注意对宠物和家畜的防治与管理，避免它们染病和把媒介带入人们的生产、生活环境，如受蜱叮咬可用人工或涂擦敌百虫等方法消除其皮毛上的蜱。

2. 切断传播途径 蜱是莱姆病的主要传播媒介，疫区应根据当地的蜱种分布及其生物学特性，包括蜱的生活史及其在自然界的循环过程，蜱的活动季节及吸血特征、蜱的越冬地点等确定杀虫剂的使用种类、浓度及使用时间和使用范围，开展灭蜱工作。

3. 保护易感人群 在疫区野外作训时，应穿长袜长靴，戴防护帽或头巾、裸露部位涂擦防虫剂，最好穿着用蜱驱避剂浸泡过的衣裤，防止被蜱叮咬，每隔2~3小时检查一次是否被蜱叮咬，最好互查，回住所后要全面检查衣裤内外，若发现被蜱叮咬，可用点燃的香烟头点灼蜱体，也可用氯仿或乙醚或煤油、甘油等滴蜱体，使其口器退出皮肤再轻轻取下，取下的蜱不要用手捻碎，以防感染。如蜱的口器残留在皮内，可用针挑出并涂上酒精或碘酒。发现被蜱叮咬后可及时用抗生素预防。

恙虫病

恙虫病是一种急性传染病，由恙螨幼螨叮咬人体传入病原体——感染恙虫病立克次体后导致的自然疫源性疾病。其临床特征为急起发热，伴有皮疹，其被恙螨幼虫叮咬的原发感染部位经常存在溃疡或焦痂，及局部或全身淋巴结肿大。

一、流行病学

传染源主要为野生啮齿动物，特别是各种鼠类是恙虫病立克次体的储存宿主。我国恙虫病的动物储存宿主为沟鼠、司氏家鼠、食虫鼠、黄胸鼠、白腹鼠以及田鼠、地鼠等。家猫也可能成为一种不可忽视的传染源。传播途径：红纤恙螨的幼虫为恙虫病的传播媒介。当动物或人经过草地时，幼虫爬至动物或人身上短期寄生，吸食组织液及淋巴液。恙虫病的流行多见于夏秋季节，以6～10月份发病率最高。温带地区多见于夏季，而热带地区则多见于雨季。发病与丛草接触及被恙螨幼虫叮咬之机会多少有关。多见于青、壮年农民、渔民及战士。

二、临床表现

随着地区立克次体毒力的强弱以及流行的不同，恙虫病的临床表现常轻重不一，轻者症状轻微，7～10天即可痊愈，重者有明显的中毒现象及神经症状，病程多在3周以上。

潜伏期为6～18天（平均9～12天）。在此期间在恙螨幼虫叮咬处可出现一无痛的红丘疹，0.3～1.0 cm大小。继之形成水疱，中央部位发生坏死、出血，并形成圆形或椭圆形黑色痂皮，即为焦痂。其周围有红晕。痂皮脱落后形成溃疡。焦痂或溃疡多见于腋窝、腹股沟、会阴部及肛门周围等隐蔽、潮湿且有汗味的部位。焦痂附近的局部淋巴结肿大，有压痛。焦痂的发生率各地报道不同，国内报道为85%～98%，且绝大多数患者仅有一个焦痂。

潜伏期过后，体温迅速于2～8天内升至39.5～40.5℃，偶有畏寒，伴有剧烈头痛，全身疼痛乏力，食欲减退，患者有恶心及阵发性腹痛，大便秘结。患者表情淡漠，相对徐缓，偶有干咳，咯少量黏痰，偶带血丝。

至第一周末，躯干及四肢出现散在的红色斑丘疹，压之退色。皮疹罕见于头部及足心，严重病例皮疹可呈出血性。皮疹一般持续 4～7 天，无脱屑但可出现色素沉着。此时，全身淋巴结肿大，约 40% 的病例脾脏肿大并有轻压痛，少数患者肝脏也可肿大，或出现轻度黄疸。

第二周病情更行加剧，体温持续升高且多呈弛张型。脉搏、呼吸均增快。多数患者眼球结膜充血、畏光，同时尚有耳鸣、耳聋，患者意识由淡漠无情转为烦躁不安、谵妄，部分患者尚可出现言语不利、吞咽困难、肌肉震颤，甚至抽搐、昏迷。严重病例尚可出现发绀，少数患者可能出现鼻出血、眼底出血及便血等出血性症状。

至第三周病情开始恢复，体温逐渐降至正常，心率减慢，血压上升。约经 1 周症状基本消失，焦痂也趋愈合。

三、预防措施

1. 恙虫病的预防主要是消灭鼠类储存宿主及媒介昆虫与加强个人防护。对疫区的居民或需要进入疫区的人员应进行有关恙虫病防治的卫生宣传教育，使之了解恙虫病的传播途径及其严重性。结合群众性爱国卫生运动捕杀鼠类消灭传染源，是预防本病的有效措施之一。但消灭野生啮齿动物，则较为困难。因此加强个人防护仍极为重要。

2. 在流行地区应注意不在草地坐卧或宿营。如必须进入草丛地区，最好穿着"五紧衣"，并在领口、袖口、裤腰与袜子上段及身体的暴露部分涂擦一薄层驱虫剂。宿营地点应慎重挑选，并事先清除焚烧四周之杂草，然后喷洒驱虫药物，以消灭传播媒介。

狂犬病

狂犬病又名恐水症，是由狂犬病毒所致的自然疫源性人畜共患急性传染病。流行性广，病死率极高，几乎为100%。对人民生命健康造成严重威胁。人狂犬病通常由病兽以咬伤的方式传给人体而受到感染。我国狂犬病的主要传染源是病犬，一些貌似健康的犬的唾液中可带有病毒，带毒率可达22.4%，也能传播狂犬病。且目前缺乏检测狗是否带病毒的方法，因此，一旦被狗或猫等宠物咬伤或抓伤应该立即清洗伤口和接种疫苗。

一、流行病学

传染源：主要是症犬，其次为猫和狼。家畜和野兽虽然都可发生本病，但都不是需要的传染源。

传播途径：病毒主要通过咬伤伤口进入人体，也可通过其他皮肤损伤或正常黏膜使人受染。人对狂犬病普遍易感。

二、临床表现

（一）狂犬病的类型

1. **狂躁型（典型）** 最常见。又分为前驱期、兴奋期和麻痹期。前驱期持续1～4天，兴奋期一般1～3天，麻痹期持续时间较短，一般为6～18小时。整个病程平均4天，一般不超过6天，超过10天者极少见。

2. **麻痹型（静型）** 较少见。以脊髓或延髓受损为主，该型患者无兴奋期和典型的恐水表现，常以高热、头痛、呕吐腱反射消失、肢体软弱无力、共济失调和大、小便失禁，继之出现各种瘫痪，如肢体截瘫、上行性脊髓瘫痪等，最后常死于呼吸肌麻痹，本型病程可较长达7～10天。

（二）狂犬病的临床表现

1. 潜伏期 潜伏期长短不一，最短3天，最长19年，一般平约20～90天。在潜伏期中感染者没有任何症状。

2. 前驱期 感染者开始出现全身不适、低热、头疼、恶心、疲倦，继而恐惧不安、烦躁失眠，对声、光、风等刺激敏感而有喉头紧缩感。在愈合的伤口及其神经支配区有痒、痛、麻及蚁走等感觉异常等症状。本期持续2～4天。

3. 兴奋期 表现为高度兴奋，突出为极度的恐怖表情、恐水、怕风。体温升高（38～40℃），恐水为本病的特征，但不是每例都有。典型患者虽极渴而不敢饮，见水、闻水声、饮水或仅提及饮水时也可以引起咽喉肌严重痉挛。外界刺激如风、光、声也可引起咽肌痉挛，可有声音嘶哑，说话吐词不清，呼吸肌痉挛可出现呼吸困难和发绀。交感神经功能亢进可表现为大量流涎、大汗淋漓、心率加快、血压升高。但患者意识多清楚，可有精神失常及幻觉出现等。本期1～3天。

4. 麻痹期 如果患者能够度过兴奋期而侥幸活下来，就会进入昏迷期，本期患者深度昏迷，但狂犬病的各种症状均不再明显，大多数进入此期的患者最终衰竭而死。患者常常因为咽喉部的痉挛而窒息身亡。

由于该病死亡率几乎100%，对人类的生命构成极大的威胁，因此积极有效地处理伤口和预防接种疫苗至关重要。

三、预防措施

1. 被病犬咬伤后，应立即冲洗伤口，关键是洗的方法。伤口较小，较表浅，无大活动性出血时，可自行先用自来水或肥皂水直接冲洗伤口，至少冲洗30分钟，尽量把可能进入伤口的病毒冲洗掉，冲洗之后要用干净的纱布将伤口盖上。对于严重咬伤，应立即前往医院处理。

2. 被疯狗咬伤后，即使是再小的伤口，也有感染狂犬病的可能，同时可感染破伤风，伤口易化脓。患者应按照要求注射狂犬病疫苗和（或）破伤风抗毒素。

3. 及时正确处理伤口，及时全程预防接种狂犬疫苗，可以预防狂犬病和降低发病率。对创伤深广、严重或发生在头、面、颈、手等处，同时咬人动物确有患狂犬病的可能性，则应立即注射高效价抗狂犬病免疫球蛋白。

4. 对接受过暴露前或暴露后有效疫苗的全程接种者，疫苗的保护期通常为6个月，如果半年内再发生较轻的可疑接触感染，可立即用肥皂水清洗伤口，同时密切观察咬人的犬在10天内是否发病而不必注射疫苗。一旦咬人犬发病，立即给被咬的人注射人用狂犬疫苗；如果是1年以后再被咬伤，可于当天、第3天各注射一针疫苗即可。对严重咬伤、以前接受过疫苗接种但时间较久，对疫苗的有效性有所怀疑者，则应重新进行全程即5针疫苗的暴露后预防免疫，必要时应包括使用狂犬病免疫球蛋白。

流行性乙型脑炎

流行性乙型脑炎（以下简称乙脑）是由乙脑病毒引起、由蚊虫传播的一种急性传染病。乙脑的病死率和致残率高，是威胁人群特别是儿童健康的主要传染病之一。夏秋季为发病高峰季节，流行地区分布与媒介蚊虫分布密切相关。我国是乙脑高流行区，在20世纪60年代和70年代初期全国曾发生大流行，70年代以后随着大范围接种乙脑疫苗，乙脑发病率明显下降，近年来维持在较低的发病水平。近几年全国乙脑报告病例数每年在 5000 ~ 10 000 例之间，但局部地区时有暴发或流行。而全世界病例数每年高达 50 000 例，死亡数 15 000 例。

一、流行病学

人与许多动物都可以成为本病的传染源。人被乙脑病毒感染后，可出现短暂的病毒血症，但病毒数量少，持续时间短，所以人不是本病的主要传染源。动物中特别是猪的感染率高，仔猪经过一个流行季以后几乎 100% 感染，感染后血中病毒数量多，持续时间长，加上猪的饲养面广，因此猪是本病的主要传染源。乙脑主要通过蚊虫叮咬而传播，其中三带喙库蚊是主要传播媒介。由于蚊虫可携带病毒越冬，并可经卵传代，所以蚊虫不仅为传播媒介，也是长期储存宿主。人群对乙脑病毒普遍易感，感染后多数呈隐性感染，感染后可获得持久免疫力。大多数成人因隐性感染而获得持久免疫力，婴儿可从母体获得抗体而具有保护作用。乙脑在热带地区全年均可发生，本病集中发病少，呈高度散发性。

二、临床表现

潜伏期 5 ~ 15 天。大多数患者症状较轻或呈无症状的隐性感染，仅少数出现中枢神经系统症状，表现为高热、意识障碍、惊厥等。典型病例的病程可分四个阶段。

1. **初期** 起病急，体温急剧上升至 39 ~ 40℃，伴头痛、恶心和呕吐，部分患者有嗜睡或精神倦怠，并有颈项轻度强直，病程 1 ~ 3 天。

2. **极期** 体温持续上升，可达 40℃ 以上。初期症状逐渐加重，意识明显障碍，由嗜睡、昏睡乃至昏迷，昏迷越深，持续时间越长，病情越严重。意识不清最早可发生在病程第1～2天，但多见于3～8天。重症患者可出现全身抽搐、强直性痉挛或强直性瘫痪，少数也可软瘫。严重患者可因脑实质（尤其是脑干）病变、缺氧、脑水肿及颅内高压、脑疝、低血钠性脑病等病变而出现中枢性呼吸衰竭，表现为呼吸节律不规则、双吸气、叹息样呼吸、呼吸暂停、潮式呼吸等，最后呼吸停止。

3. 恢复期 极期过后体温逐渐下降，精神、神经系统症状逐日好转。重症患者仍可留在意识迟钝、痴呆、失语、吞咽困难、颜面瘫痪、四肢强直性痉挛或扭转痉挛等，少数患者也可有软瘫。经过积极治疗大多数症状可在半年内恢复。

4. 后遗症期 少数重症患者半年后仍有精神神经症状，称为后遗症，主要有意识障碍、痴呆、失语，以及肢体瘫痪、癫痫等。如予积极治疗可有不同程度的恢复。癫痫后遗症可持续终生。

三、预防措施

1. 灭蚊防蚊 三带喙库蚊是一种野生蚊种，主要孳生于稻田和其他浅地面积水中。成蚊活动范围较广，在野外栖息，偏嗜畜血。因此，灭蚊时应根据三带喙库蚊的生态学特点采取相应的措施。如结合农业生产，可采稻田养鱼或洒药等措施，重点控制稻田蚊虫孳生；在畜圈内喷洒杀虫剂等。

2. 预防接种 在蚊虫控制措施难以全面落实的情况下，疫苗接种成为控制乙脑流行最为有效的方法。目前，国内外应用的乙脑疫苗主要有灭活疫苗和减毒活疫苗两种。

布鲁菌病

布鲁菌病（brucellosis，布病），也称波状热，是布鲁菌引起的急性或慢性传染病，属自然疫源性疾病，临床上主要表现为病情轻重不一的发热、多汗、关节痛等。本病近年发病率有增多趋势，部队在野外驻训时较易感染。

一、流行病学

本病呈全球分布，每年上报WHO的病例数愈50万。地中海地区、亚洲及中南美洲为高发地区。国内多见于内蒙古和东北、西北等地，全国104个疫区均达到基本控制标准。但20世纪90年代以来，散发病例以30%～50%的速度增加，个别地区还发生暴发流行。

在国内羊为主要传染源，其次为牛和猪。这些家畜得了本病后，早期往往导致流产或死胎，其阴道分泌物特别具传染性，其皮毛、各

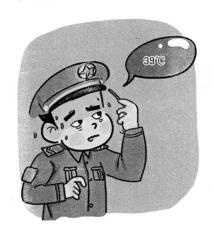

脏器、胎盘、羊水、胎畜、乳汁、尿液也常染菌。病畜乳汁中带菌较多，排菌可达数月至数年之久。

传染途径：在国内牧民接羔为主要传染途径，兽医为病畜接生也极易感染。此外，剥牛羊皮、剪打羊毛、挤乳、切病毒肉、屠宰病畜等均可受染，病菌从接触处的破损皮肤进入人体。进食染

菌的生乳、乳制品和未煮沸病畜肉类时，病菌可自消化道进入体内。此外，病菌也可通过呼吸道黏膜、眼结膜和性器官黏膜而发生感染。

易感人群：人群对布鲁菌普遍易感，青壮年男性发病率高于女性。国内以特区牧民的感染率最高，多发生于春末夏初或夏秋之间。

二、临床表现

首先出现的症状是发热，体温可达 38 ~ 40℃，不同人发热的热型差别较大。有的人体温并不太高，波动于 37 ~ 38℃之间，持续时间长，处于长期低热状态；有的人体温呈波浪状，即高热几天，体温降下来几天，又开始高，反复多次，所以布病又称波状热；还有的体温忽高忽低，早晚变化大，病情凶险，呈弛张型发热等等。当前主要是长期低热者多。另一个特点是患者多汗，尤其发病初期更为明显，晚上汗更多，汗质黏稠，多出现在头胸部等。

患者还经常出现骨关节疼痛、肿胀等。男性患者易出现睾丸肿大，女性患者可有月经不调、流产、白带过多等。发病初期不明显，体温逐渐下降时骨关节症状相继出现。疼痛或骨关节活动障碍的部位多见于大关节，如腰、骶、髋、肩、肘、膝等关节，常易误诊为风湿病。其他症状如乏力、食欲缺乏、精神倦怠等类似于感冒。总之，此病无明显特征性表现，症状是多种多样的。

三、预防措施

1. 加强饮食卫生管理和饮用水消毒。
2. 严禁购食病兽肉类及乳品，牛、羊奶等须经煮沸后饮用。
3. 注意个人防护。

4. 发现患者早隔离、早治疗，及时消毒患者衣物与住所，对密切接触者医学观察3周。

第四节　常见性传播疾病及预防

艾 滋 病

艾滋病，其全称为获得性免疫缺陷综合征（acquired immune deficiency syndrome，AIDS），是人类因为感染人类免疫缺陷病毒（HIV）后导致免疫缺陷，并发一系列机会性感染及肿瘤，严重者可导致死亡的综合征。该病于1981年被首次发现，并已成为严重威胁人类健康的公共卫生问题。目前，艾滋病已经从一种致死性疾病变为一种可控的慢性病。

一、流行病学

1. 流行情况　WHO报告，2010年全世界存活HIV携带者及艾滋病患者共3400万，新感染270万，全年死亡180万人。每天有超过7000人新发感染，全世界各地区均有流行，但97%以上在中、低收入国家，尤以非洲为重。截止至2011年底，我国存活HIV携带者及艾滋病患者约78万人，全年新发感染者4.8万人，死亡2.8万人。疫情已覆盖全国所有省、自治区、直辖市。目前我国面临艾滋病发病和死亡的高峰期，且已由吸毒、暗娼等高危人群开始向一般人群扩散。

2. 传染源　HIV感染者和艾滋病患者是本病的唯一传染源。

3. 传播途径　HIV主要存在于感染者和患者的血液、精液、阴道分泌物、乳汁中。①性行为：与已感染的伴侣发生无保护的性行为，包括同性、异性和双性性接触。②静脉注射吸毒：与他人共用被感染者使用过的、未经消毒的注射工具，是一种非常重要的HIV传播途径。③母婴传播：在怀孕、生产和母乳喂养过程中，感染HIV的母亲可能会传播给胎儿及婴儿。④血液及血制品（包括人工授精、皮肤移植和器官移植）。

握手，拥抱，礼节性亲吻，同吃同饮，共用厕所和浴室，共用办公室、公共交通工具、娱乐设施等日常生活接触不会传播HIV。

4. 易感人群 人群普遍易感。高危人群包括男性同性恋者、静脉吸毒者、与HIV携带者经常有性接触者、经常输血及血制品者和HIV感染母亲所生婴儿。

二、临床表现

我国将HIV感染分为急性期、无症状期和艾滋病期。

1. 急性期 通常发生在初次感染HIV后2～4周。临床表现主要为发热、咽痛、盗汗、恶心、呕吐、腹泻、皮疹、关节痛、淋巴结肿大及神经系统症状。多数患者临床症状轻微，持续1～3周后缓解。此期在血液中可检出HIV－RNA和P24抗原，而HIV抗体则在感染后数周才出现。$CD4^+T$淋巴细胞计数一过性减少，CD4/CD8比例可倒置。

2. 无症状期 可从急性期进入此期，或无明显的急性期症状而直接进入此期。此期持续时间一般为6～8年。但也有快速进展和长期不进展者。此期的长短与感染病毒的数量、型别，感染途径，机体免疫状况等多种因素有关。

3. 艾滋病期 为感染HIV后的最终阶段。患者$CD4^+T$淋巴细胞计数明显下降，多$<200/mm^3$，HIV血浆病毒载量明显升高。此期主要临床表现为HIV相关症状、各种机会性感染及肿瘤。

HIV 相关症状：主要表现为持续一个月以上的发热、盗汗、腹泻；体重减轻10%以上。部分患者表现为神经精神症状，如记忆力减退、精神淡漠、性格改变、头痛、癫痫及痴呆等。另外还可出现持续性全身性淋巴结肿大，其特点为：①除腹股沟以外有两个或两个以上部位的淋巴结肿大；②淋巴结直径≥1cm，无压痛，无粘连；③持续时间3个月以上。

HIV 相关机会性感染及肿瘤的常见症状：发热、盗汗、淋巴结肿大、咳嗽、咳痰、咯血、呼吸困难、头痛、呕吐、腹痛、腹泻、消化道出血、吞咽困难、食欲下降、口腔白斑及溃疡、各种皮疹、视力下降、失明、痴呆、癫痫、肢体瘫痪、消瘦、贫血、二便失禁、尿潴留、肠梗阻等。

常见的机会性感染：①呼吸系统：卡氏肺孢子虫肺炎（PCP），肺结核，复发性细菌、真菌性肺炎。②中枢神经系统：隐球菌脑膜炎、结核性脑膜炎、弓形虫脑病、各种病毒性脑膜脑炎。③消化系统：白色念珠菌食管炎及巨细胞病毒性食管炎、肠炎；沙门氏菌、痢疾杆菌、空肠弯曲菌及隐孢子虫性肠炎。④口腔：鹅口疮、舌毛状白斑、复发性口腔溃疡、牙龈炎等。⑤皮肤、淋巴结：带状疱疹、传染性软疣、尖锐湿疣、真菌性皮炎、甲癣、淋巴结结核。⑥眼部：巨细胞病毒性及弓形虫性视网膜炎。⑦常见肿瘤：子宫颈癌、恶性淋巴瘤、卡波西肉瘤等。

三、预防措施

1. **管理传染源** 高危人群应定期检测HIV抗体，医疗卫生部门发现感染者应及时上报，并应对感染者进行HIV相关知识的普及，以避免传染给其他人。感染者的血液、体液及分泌物应进行消毒。

2. **切断传播途径** 避免不安全的性行为，禁止性乱交，取缔娼妓。严格筛选供血人员，严格检查血液制品，推广一次性注射器的使用。严禁注射毒品，尤其是共用针具注射毒品。不共用牙具或剃须刀。不到非正规医院进行检查及治疗。医务人员严格遵守医疗操作程序，避免职业暴露。

3. 保护易感人群 加大艾滋病防治知识的宣传教育力度，提倡使用安全套，指导静脉吸毒及高危人群的消毒方法和有效措施；加强婚前、孕前体检，对 HIV 阳性的孕妇应进行母婴阻断。

<h2 style="text-align:center">梅　毒</h2>

梅毒是由梅毒螺旋体感染人体而发生的常见性传播疾病，已经问世数百年了，目前在世界范围内均有分布，是十分重要的性传播疾病；可分为获得性梅毒、先天梅毒和妊娠梅毒等。获得性梅毒是指成人主要通过性行为而被感染的梅毒。临床分为三期，除侵犯皮肤黏膜外，还可累及内脏器官，是一种较为严重的性传播疾病。

一、流行病学

传染源为梅毒患者，传播途径主要通过性行为传播，也可由输血、手术甚至衣物等间接传染。人群对该病普遍易感。

二、临床表现

潜伏期：①一期梅毒：从 10 ~ 90 天不等，平均 21 天；②二期梅毒：多在硬下疳发生后 3 ~ 6 周出现，偶见硬下疳未完全消退时已出现损害。

（一）一期梅毒

本期皮损为硬下疳，为 1 cm 左右单发的圆形或椭圆形结节，边界清楚，基底深在，硬度似橡皮或软骨样，无自觉疼痛或压痛；表面平坦，浸润明显，中央有溃疡，初期淡红色，晚期变为灰色；硬下疳疮面分泌物多为浆液性，内含大量螺旋体，传染性很强；个别患者可以出现2个以上的硬下疳，但少见。硬下疳发生在男性冠状沟、包皮内侧、龟头、阴茎、尿道外口等处，女性则主要出现在阴唇系带、阴唇及宫颈。男性同性恋或双性恋者硬下疳常出现在肛门或直肠。也可出现于口唇、舌部、咽部、乳房、手背等其他部位。

在未经治疗的情况下，硬下疳多数在3～6周自行消退，留下一个浅表性瘢痕或色素沉着斑。如果采用有效的趋梅治疗，硬下疳可以很快消退。硬下疳出现1周后局部淋巴结开始肿胀，又称梅毒性横痃，以两侧腹股沟淋巴结受累最常见。淋巴结呈黄豆到手指头大小，质硬，无自觉疼痛及压痛，不融合，非化脓性，无粘连。如果硬下疳发生于其他部位，可出现非对称性淋巴结肿大。

（二）二期梅毒

梅毒螺旋体沿血行播散至全身而出现症状和体征即为二期梅毒。可先有前驱症状，而后累及皮肤、黏膜，少数患者累及骨骼、神经系统等内脏器官。

1. 前驱症状　二期梅毒的前驱症状有咽痛、全身不适、头痛、体重减轻、不规则发热、关节痛、肌肉痛等。

2. 皮肤表现　二期梅毒中75%以上患者发生皮肤损害。其中以斑疹性损害和丘疹性梅毒疹最常见。有时会出现脓疱性梅毒疹以及梅毒性白斑和皮肤附属器损害。自觉症状不明显。

3. 黏膜表现　6%～30%的患者有黏膜损害。

（1）黏膜斑：多发生于口腔黏膜，如颊黏膜、舌及牙龈处，亦可出现在女性阴道黏膜。损害初为淡红色，而后表面糜烂，呈乳白色，周围绕以红晕，稍浸润，直径 1 ～ 2 cm，圆形或卵圆形，边界清楚，表面分泌物中含有大量螺旋体，传染性强，损害单发或多发。自愈后亦可复发。

（2）咽喉部损害：咽红，充血，伴扁桃体肿大，为梅毒性咽峡炎。喉部表现为红斑，累及声带时出现声音嘶哑。

4. 皮肤附属器表现

（1）梅毒性脱发：多发生在感染后1年左右。常侵犯头后部或两侧。脱发区为0.5 ～ 1.0 cm圆形或不规则，呈虫蚀状或网状，境界不清。局部无炎性表现，无症状，可自愈。

（2）梅毒性甲床炎：不常见。甲前部肥厚，不光滑，易破碎，造成甲不全或甲变形。

5. 淋巴结肿大
50% ～ 86%的二期梅毒患者出现全身淋巴结肿大。常发生于感染7周后。表现为浅表淋巴结肿大，质硬，有弹性，无自觉症状，无压痛，活动性好，不粘连，不融合。无急性炎症及化脓性破溃。

6. 二期梅毒的系统损害
10%的二期梅毒患者有系统损害，较常见的有关节炎、滑囊炎、骨炎；另外，由梅毒性肾小球肾炎而致的肾病综合征、肝炎等也可见到。

（三）三期梅毒

三期梅毒的传染性逐渐降低，但损害的严重程度增加。开始为皮肤、黏膜及骨髓受损，10年后陆续侵及心血管和中枢神经系统等重要器官，对人的生命危害极大。

1. 皮肤梅毒
临床分为结节性梅毒疹和树胶肿两大类。

2. 黏膜损害
黏膜损害以溃疡为主，如硬腭处溃疡引起穿孔，软腭处损害破坏悬雍垂或扁桃体、鼻黏膜溃疡破坏鼻骨形成鞍状鼻等。

3. 内脏损害　三期梅毒内脏损害以心血管和神经系统损害较多见，且危害很大。

三、预防措施

1. 早期发现和有效治疗患者和接触者是重点，预防复发和晚期患者致残。对患者、接触者和周围环境进行控制。

2. 加强卫生防病措施，进行婚前卫生和性教育以及婚前检查。在孕前、晚期及高危人群分娩时进行血清学检测，预防先天梅毒。

3. 洁身自好，禁止性乱，提倡使用安全套。

尖锐湿疣

尖锐湿疣又称生殖器疣，是由人类乳头瘤病毒（HPV）感染引起的好发于外阴及肛门的性传播疾病，主要由HPV6、11等型引起。由于引起尖锐湿疣的某些HPV亚型与生殖器癌如宫颈癌的发生有关，因此需要格外重视。

一、流行病学

传染源为患者、亚临床感染者及病毒携带者。患者大多为处于性活跃期的中青年，发病前多有不洁性接触史或配偶有感染史，临床上偶可见儿童发病，一般系通过间接接触感染。传播途径主要通过性接触或接触污染的用具如浴盆、毛巾、衣物等而传染。人群对该病普遍易感。

二、临床表现

潜伏期 1 ～ 8 个月不等，平均 3 个月。

本病好发于男女生殖器及肛门周围。男性以冠状沟及包皮系带周围最为常见，也可见于阴茎、包皮、龟头及尿道口等部位。典型损害：初发损害为小而柔软的淡红色丘疹，针帽或米粒大，逐渐增大，且数量逐渐增多，成为乳头瘤样、菜花样、鸡冠样或蕈样的赘生物，表面高低不平，质地柔软。如不及时治疗，疣体将逐渐增大，有的成为大的菜花状，基底有蒂；有的彼此融合，成为大块状，淡灰色，表面呈乳头瘤状，可以有糜烂、溃疡，有分泌物，因继发感染可致恶臭。患者一般无自觉症状。

几个特殊部位的尖锐湿疣表现：

1. **男性尿道口**　尿道口的疣状赘生物，表面可以是光滑的也可呈乳头瘤样，颜色潮红，表面湿润。检查时需将尿道口的黏膜充分暴露，方能见到疣体。有时HPV病毒可沿尿道逆行向上，造成尿道上皮的感染，此时需做尿道镜检查。尿道口虽不是尖锐湿疣的好发部位，但治疗困难，且容易复发。

2. **女性宫颈**　宫颈口上皮是从阴道复层鳞状上皮向宫颈管柱状上皮移行的部分，虽不是尖锐湿疣的好发部位，但一旦为HPV16、18型所感染，上皮细胞多易发生非典型增生，乃至发生侵袭性癌。宫颈上皮感染多见亚临床感染，以3%～5%醋酸溶液浸湿的纱布敷在局部，以阴道镜检查损害更为清晰易见。

3. **肛门周围**　肛周皮肤多皱褶，且行走时多摩擦，因此一旦发生尖锐湿疣常常多发。初起时多为丘疹，以后疣呈赘状生长，可呈有蒂菜花状，更多见扁平、表面有小乳头的斑块状。由于继发感染，分泌物常有难闻的臭味。个别病例病变可出现在肛门的黏膜上皮。发生在肛周的，应注意询问有无同性恋、肛交史。

4. **口唇及咽部黏膜**　偶可发生在口腔及咽喉部黏膜上皮，表现为小的、潮红、柔软、表面呈乳头状的疣状赘生物。可发生在口交者。

三、预防措施

1. 洁身自爱，避免婚外性行为。
2. 提倡使用避孕套。
3. 有了尖锐湿疣应及时治疗，性伴侣或配偶应同时去医院检查。
4. 患者的内裤、浴巾等应单独使用，加强公共卫生设施的消毒与管理。

乙型病毒性肝炎

乙型病毒性肝炎，简称乙肝，是一种由乙型肝炎病毒（HBV）感染机体后所引起的疾病。乙型肝炎病毒是一种嗜肝病毒，主要存在于肝细胞内并损害肝细胞，引起肝细胞炎症、坏死、纤维化。乙型病毒性肝炎分急性和慢性两种。急性乙型肝炎在成年人中90%可自愈，而慢性乙型肝炎表现不一，分为慢性乙肝携带者、慢性活动性乙型肝炎、乙肝肝硬化等。

一、流行病学

传染源是患者及病毒携带者，传播途径为血液传播性疾病，主要经血（如不安全注射史等）、母婴传播及性传播。皮肤黏膜破损传播也有一定比例，如纹身、扎耳洞、内窥镜检查等，血液制品现已严格控制，传播的可能性大大减少，不规范输血及血制品时才有发生。随着乙肝疫苗在新生儿中的大力推广，以及其他母婴阻断措施的实施，母婴传播得到极大控制。本病呈世界性流行，不同地区HBV感染的流行强度差异很大，全球约20亿人曾感染过HBV，其中3.5亿人为慢性感染者。我国

1 ~ 59岁人群中乙肝表面抗原携带率为7.18%，5岁以下儿童的HBsAg携带率仅为0.96%，现有的慢性HBV感染者约9300万人，其中有症状需要治疗的活动性乙型肝炎患者约为2000多万。

二、临床表现

1. **急性乙型肝炎**　可表现为急性黄疸型和急性无黄疸型。急性黄疸型可有比较典型的临床表现，如低热、乏力、食欲减退、恶心、呕吐、厌油、腹胀、肝区疼痛、尿黄如茶水样等等，部分患者甚至可出现一过性大便颜色变浅，皮肤瘙痒、肝区压痛及叩痛等。而急性无黄疸型多较隐匿，症状轻，似有轻度乏力、纳差、恶心等不适，恢复较快，常常在体检时才被发现。

2. **慢性乙型肝炎**　根据病情可分为轻、中、重三种。

轻度：病情较轻，可反复出现乏力、头晕、食欲有所减退、厌油、尿黄、肝区不适、睡眠欠佳、肝稍大有轻触痛，可有轻度脾大。部分病例症状、体征缺如。肝功能指标仅1或2项轻度异常。

中度：症状、体征、实验室检查居于轻度和重度之间。

重度：有明显或持续的肝炎症状，如乏力、纳差、腹胀、尿黄、便溏等，伴肝病面容、肝掌、蜘蛛痣、脾大，丙氨酸氨基转移酶（ALT）和（或）天冬氨酸氨基转移酶（AST）反复或持续升高，白蛋白降低、丙种球蛋白明显升高。

3. **重型肝炎**　极度乏力，严重消化道症状，神经、精神症状（嗜睡、性格改变、烦躁不安、昏迷等）。

4. **淤胆型肝炎**　黄疸持续不退大于3周，称为淤胆型肝炎。慢性淤胆型肝炎常在肝硬化基础上发生，不易消退，常伴 γ - 谷氨酰转肽酶、碱性磷酸酶、总胆汁酸升高。

5. 肝炎肝硬化 根据肝脏炎症情况分为活动性与静止性两型。①活动性肝硬化：有慢性肝炎活动的表现，乏力及消化道症状明显，ALT升高，黄疸，白蛋白下降。②静止性肝硬化：无肝脏炎症活动的表现，症状轻或无特异性，可有上述体征。

三、预防措施

1. 保护易感者 按要求和免疫程序接种乙肝疫苗，乙肝疫苗是预防乙型肝炎最有效、最经济的方法。对无抗体的密切接触者及高危人群接种乙肝免疫球蛋白。

2. 管理好传染源 早期发现、隔离和治疗患者。

3. 切断传播途径 加强血液制品管理和医疗过程的消毒，防止医源性传播和围产期传染。加强饮水、饮食卫生管理。

丙型病毒性肝炎

丙型病毒性肝炎，简称为丙型肝炎、丙肝，是一种由丙型肝炎病毒（HCV）感染引起的传染病。可导致肝脏慢性炎症坏死和纤维化，部分患者可发展为肝硬化甚至肝细胞癌（HCC），对患者的健康和生命危害极大，已成为严重的社会和公共卫生问题。

一、流行病学

传染源为急慢性患者及病毒携带者；传播途径主要有以下几种：

1. 血液传播

（1）经输血和血制品传播。由于抗-HCV存在窗口期、抗-HCV检测试剂的质量不稳定及少数感染者不产生抗–HCV，因此，无法完全筛出HCV阳性者，大量输血和血液透析仍有可能感染HCV。

（2）经破损的皮肤和黏膜传播。这是目前最主要的传播方式，在某些地区，因静脉注射毒品导致HCV传播的占60%～90%。使用非一次性注射器和针头、未经严格消毒的牙科器械、内镜、侵袭性操作和针刺等也是经皮传播的重要途径。一些可能导致皮肤破损和血液暴露的传统医疗方法也与HCV传播有关；共用剃须刀、牙刷，纹身和穿耳环孔等也是HCV潜在的经血传播方式。

2. 性传播　经性接触特别是性乱引起的感染不断增多。

3. 母婴传播　抗–HCV阳性母亲将HCV传播给新生儿的危险性为2%，若母亲在分娩时HCV—RNA阳性，则传播的危险性可高达4%～7%；合并HIV感染时，传播的危险性增至20%。HCV病毒高载量可能增加传播的危险性。

4. 其他途径　15%～30%的散发性丙型肝炎，其传播途径不明。

接吻、拥抱、打喷嚏、咳嗽、饮水、共用餐具和水杯、无皮肤破损及其他无血液暴露的接触一般不传播HCV。

二、临床表现

潜伏期为2～26周，平均50天；输血感染者潜伏期较短为7～33天，平均19天。

丙型肝炎临床表现一般较乙肝为轻，多为亚临床无黄疸型，但更易慢性化。一般常分为以下三种情况。

1. 急性丙型肝炎　成人急性丙型肝炎病情相对较轻，多数为急性无黄疸型肝炎，ALT升高为主，少数为急性黄疸型肝炎，黄疸为轻度或中度升高。可出现恶心，食欲下降，全身无力，尿黄、巩膜黄等表现。单纯丙肝病毒感染极少引起肝功能衰竭。在自然状态下，其中仅有15%的患者能够自发清除HCV达到痊愈，在不进行抗病毒治疗干预的情况下，85%的患者则发展为慢性丙型肝炎；儿童急性感染丙型肝炎病毒后，50%可自发性清除HCV。

2. 慢性丙型肝炎　症状较轻，表现为肝炎常见症状，如容易疲劳、食欲欠佳、腹胀等。也可以无任何自觉症状。化验ALT反复波动，HCV—RNA持续阳性。有1/3的慢性HCV感染者肝功能一直正常，抗HCV和HCV—RNA持续阳性，肝活检可见慢性肝炎表现，甚至可发现肝硬化。

3. 丙肝肝硬化　感染HCV 20～30年有10%～20%患者可发展为肝硬化，1%～5%患者会发生肝细胞癌（HCC）导致死亡。

三、预防措施

1. 严格筛选献血员　严格执行《中华人民共和国献血法》，推行

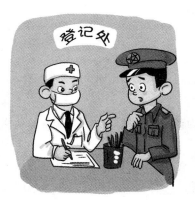

无偿献血。通过检测血清抗HCV、ALT，严格筛选献血员。

2. 经皮和黏膜途径传播的预防　推行安全注射。对牙科器械、内镜等医疗器具应严格消毒。医务人员接触患者血液及体液时应戴手套。对静脉吸毒者进行心理咨询和安全教育，劝其戒毒。不共用剃须刀及牙具等，理发用具、穿刺和纹

身等用具应严格消毒。

3. 性传播的预防 对有性乱史者应定期检查，加强管理。建议HCV感染者在性交时使用安全套。对青少年应进行正确的性教育。

4. 母婴传播的预防 对HCV—RNA阳性的孕妇，应避免羊膜腔穿刺，尽量缩短分娩时间，保证胎盘的完整性，减少新生儿暴露于母血的机会。

性病防治知识要点

人类对性病的认识经历了一个漫长的过程，也付出了惨痛的代价。近20年来，由于人们性概念的改变，使性病患者人数剧增，对人类的危害越来越大。

据统计，世界上每1秒钟约有4个人感染性病，全世界每年约有2.5亿人感染上淋病，有5000万人感染上梅毒，在传染病中淋病仅次于流行性感冒而位居第二。再以艾滋病来说，自1981年6月在美国洛杉矶市的首例发现，到1988年11月短短的7年时间，世界上已有142个国家和地区向世界卫生组织报告了艾滋病患者约13万人。中国性病患病率也在逐年上升，随着性病患者的不断增多，性病的个人防护显得尤为重要。所以，了解性病的传播途径及预防措施是十分重要的。

1. 性病是以性行为作为主要传播途径的一组传染病，主要包括梅毒、淋病、艾滋病、生殖道沙眼衣原体感染、生殖器疱疹、尖锐湿疣等，其中梅毒、淋病、艾滋病是《中华人民共和国传染病防治法》规定的乙类传染病。由于艾滋病危害严重等原因国家将其单独列出。

2. 性病危害人体及下一代的身心健康，对家庭幸福、社会稳定和经济发展构成了严重威胁，已成为世界上重要的公共卫生问题之一。

3. 多数性病是可防可治的。除艾滋病外，梅毒、淋病、生殖道衣原体感染等可以彻底治愈，尖锐湿疣、生殖器疱疹可以临床治愈。

4. 性病会促进艾滋病的传播。人体感染性病后可造成皮肤黏膜的破溃、炎症等，容易感染艾滋病病毒和将病毒传染给其他人，因此，防治性病是预防控制艾滋病的一项重要措施。

5. 性病除通过性接触传播外，还可通过母婴、血液及污染的生活用具传播，例如梅毒可通过胎盘传染给胎儿，分娩时新生儿因接触母体产道污染的分泌物可发生淋菌性或沙眼衣原体性眼炎等。

6. 一般日常接触如与性病患者握手、拥抱、进食等不会被感染。为预防少数情况下性病通过污染的生活用具传染他人（主要是儿童），有患者的家庭应做好清洁卫生，防止通过生活用具传播，如大人与孩子分床睡、分开使用浴盆以及注意马桶圈的卫生等。

7. 如果出现尿道分泌物及白带异常、皮疹、生殖器破溃、水疱等性病可疑症状时，应及时到正规医院检查治疗。因为早期发现、规范治疗可以提高疗效，减少并发症、后遗症的发生，以及感染和传播艾滋病的危险。

8. 性病感染可无自觉症状，尤其是女性。因此，有多名性伴侣、频繁更换性伴侣等不安全性行为者应定期到医院检查。

9. 不是所有发生在生殖器部位的损害、病变都是性病，需要医生进行仔细鉴别。要结合病史、性接触史、体检、化验结果等综合分析慎重作出诊断。

10. 遵照医嘱治疗和定期复查十分必要，自行停药、增减药物，自我治疗或找游医治疗会引起不良后果。

11. 应通知性病患者的性伴侣到医院接受检查，发现感染及时治疗。

12. 性病患者治疗期间应避免性行为。

13. 人体对性病没有终生免疫，得过一次可以再次感染。因此，性病治愈后仍需要保持健康的性生活，避免危险行为，做好预防。

14. 洁身自爱、避免性乱行为是预防性病的有效措施。

15. 正确使用质量合格的安全套可以预防性病。

16. 阴道灌洗、体外射精、局部涂抹药物等做法不能预防性病。

17. 及时发现孕妇的梅毒感染，进行规范治疗，可以预防胎传梅毒的发生。因此，孕产妇应接受梅毒筛查。婚前健康体检人群也应进行梅毒检查。

18. 性病患者如考虑结婚、生育问题，应接受规范治疗和医学咨询。

19. 性病患者主动寻求艾滋病自愿咨询检测，是艾滋病预防控制的重要措施之一。

20. 明知自己有性病故意传染他人是违法行为。

第七章
常见媒介生物及其防治

媒介生物即病媒生物，一般是指能传播人类疾病或危害人类健康的生物，包括节肢动物（昆虫纲和蛛形纲动物）和啮齿动物。常见的媒介生物主要有蚊、蝇、蟑螂、蠓、螨、蚤、蜱、虻和鼠。

凡能传播疾病的节肢动物，统称医学昆虫。医学昆虫的主要危害有传播疾病和骚扰吸血。医学昆虫可通过机械性或生物性方式传播多种传染病。机械性传播是指医学昆虫本身仅起携带、输送和污染的作用，病原体机械地从一个宿主被传给另一个宿主。生物性传播是指病原体在医学昆虫体内有发育和（或）繁殖的生物学过程。

第一节　防治方法

媒介生物的防治是一个系统、长期的过程，包括控制和清除孳生场所，实施综合防治。对部队来说，在日常工作与生活中，根据执行任务的特点与防治的目标生物，有针对性地采取措施就能取得满意的防治效果。

一、环境治理

环境治理就是根据媒介生物的生态和生物学特点，通过改变环境达到减少目标媒介生物孳生，预防和控制疾病的目的。环境治理一般是对部队驻地或长时间驻训的营区及周边环境进行治理。包括在营区及周围清理废旧轮胎、塑料瓶、罐头瓶等可存水的物品，对水洼、污水坑、水沟、水塘等易积水的环境进行平整、填埋、封闭，搞好室内外卫生，修补墙缝，及时清理杂物。目的是为了消除蚊、蝇、蟑螂等媒介昆虫的孳生环境。

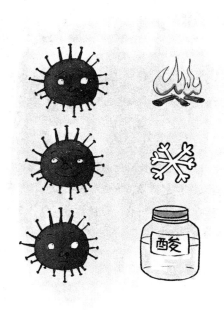

二、物理防治

物理防治的主要目的是利用机械、热光电等物理的方法捕杀、驱赶及隔离媒介生物的方法，是单兵最常用也最简便的防治方法。

例如对少量的蝇、蟑螂等昆虫可以拍打捕杀；在野营帐篷内挂上粘蝇纸灭蝇；晚上睡觉挂蚊帐防蚊；在疫区执行任务或在媒介吸血昆虫活动较多的地区和时段站岗、巡逻时，穿防蚊服、戴防蚊帽，扎袖口、裤脚口，不坐卧草地或草堆等措施都能有效防止被蚊、蠓、蜱等叮咬。

三、化学防治

有机磷类的敌敌畏、杀螟松，氨基甲酸酯类的残杀威，拟除虫菊酯类的溴氰菊酯、氯氰菊酯、氯氟氰菊酯等药物是广谱高效杀虫剂，对主要的媒介昆虫都有良好的杀灭效果，特别是拟除虫菊酯类药物环保、低毒、低残留，是目前的主力杀虫剂。施药方法有：

1. **滞留喷洒** 滞留喷洒是指使用具有一定持效作用的杀虫剂，按说明书配制相应浓度药液，喷洒在室内外蚊、蝇、蜱、蚤等媒介昆虫栖息、活动地点的表面，可长期保持药效，主要是墙壁、屋顶、衣柜背面、垃圾箱等处。一般用于长期驻地的媒介昆虫防治。

2. **空间喷洒** 可用气雾剂、车载超低容量喷雾器喷洒杀虫剂，或用热烟雾机喷药熏杀室内外飞行和栖息的昆虫，既可在临时营地出现较多害虫时大面积使用，也可以在宿舍、帐篷内小范围进行防治。

3. **驱避剂及蚊香** 夜晚执勤或野外作业时，可在脸、颈、手等裸露部位均匀涂搽含避蚊胺、驱蚊灵的驱避剂，避免蚊、蠓、蜱、螨、蚤的叮咬。对于小空间内的防虫可以使用普通蚊香或电蚊香片/液。

4. **处理蚊帐及纱窗、纱门、防蚊服** 用拟除虫菊酯类药物处理蚊帐及纱窗、纱门、防护服、防蚊网可以增强防护作用，同时也有减少室内蚊虫叮咬机会的效果。

5. **布撒药粉、毒饵** 可用布撒药粉灭蟑螂及蚤，还可用毒饵诱杀蟑螂、蝇。

第二节　常见媒介生物形态特征与习性

一、蚊

1. 形态特征　成蚊体长一般为1.6 ～ 12.6mm，三足两翅，雌蚊喙细长。

2. 生态习性　多数雌蚊产卵前，要吸血以发育卵巢，之后在水中产卵，在适宜温度和环境下，从产卵到发育至成蚊通常需要10 ～ 18天。成蚊在夏季一般只生存1 ～ 4周，越冬的雌蚊在条件 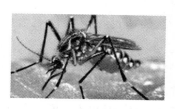 合适时，可存活4 ～ 5个月。所以灭蚊的时机可以在初春蚊刚开始繁殖时，也可在夏季蚊虫大量繁殖时，也可在冬季数量既少又很脆弱时。

多数蚊虫偏好于叮咬某些人，因其身体上散发的气味、二氧化碳和热量与众不同，这部分人应注意做好个人防护。

大多数蚊种均在夜间进行吸血。吸血时间受温度、湿度和光线等因素的影响，高温、高湿及微光下可促进蚊虫的吸血活动。故而夏季黄昏后到天亮前在户外要穿长袖、长裤衣物，减少被叮咬的机会。

3. 蚊能传播的疾病　国内主要有疟疾、丝虫病、流行性乙型脑炎（乙脑）、登革热等疾病可由蚊叮咬传播。

二、蝇

苍蝇骚扰人畜并能通过体内外机械性携带的痢疾、伤寒、霍乱、肝炎、脊髓灰质炎、炭疽等病原体传播多种疾病，某些蝇类能刺吸人畜血液，或将虫卵寄生于人畜体内致蝇蛆症，是重要的卫生害虫之一。

1. 形态特征　成蝇的大小和体色因种类的不同而异，一般为
6～14 mm，体粗短，全身多鬃毛，
体分头、胸、腹3部分，有三对足，
一对翅。

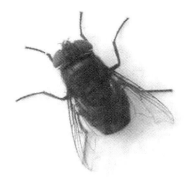

幼虫（蛆）呈乳白色，体表光
滑，头尖尾钝，无眼无足。

2. 生态习性　雌蝇多数均直
接产卵于粪便、垃圾、腐败动植物
等孳生物上。幼虫发育成熟时离开
孳生场所钻到附近疏松的泥土或其
他基质中去化蛹，一般在孳生地周围50 cm左右，5 cm深处。防治时可
对粪坑、垃圾场做无害化建设，将粪坑、垃圾池周围半径一米的地面压
实。蝇类幼虫的孳生主要分为自由生活和专性寄生生活两大类。寄生生
活的蝇蛆可偶然寄生于人体，造成蝇蛆病。

吸血蝇中常见的如厩螫蝇主要吸食畜血。

蝇由于其生理原因在食物上边吃、边吐、边排泄，同时蝇体也带有
大量微生物和寄生虫卵，是传播病原的主要方式，所以在食物制作时及
食用前要做好防蝇措施。

蝇类在气温下降时爱飞入帐篷、餐厅、炊事帐篷，这时除装好纱
门、纱窗外，应辅以蝇拍打杀及粘蝇纸（绳）粘捕。

三、蟑螂

蟑螂因为其污秽的习性和分泌难闻的气味，能导致过敏，传播肠道

疾病，造成电器短路，咬坏书籍字画，成为最常见的害虫。

1. 形态特征　蟑螂属于爬虫，一生分卵、若虫和成虫3个阶段，完成一个生活周期需3.5～18个月不等。

成虫身体扁平，体长从不足15 mm到超过40 mm。有三对足及两对折叠覆盖在背上的翅膀，善爬难飞，爬速21 m/min。

若虫大致与成虫相似，比成虫小，无翅。

卵包藏在卵荚（又名卵鞘）中，由成虫产下或携带。荚内有卵16～60枚。卵荚坚实，抗寒保湿，一般杀虫剂也不能渗入。所以，目前的防治中主要针对成虫和若虫，对于卵荚主要是靠人工搜杀。

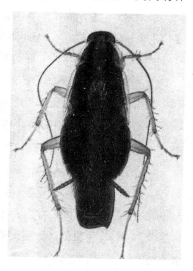

2. 生态习性　雌雄成虫在羽化后1周左右就能交配产卵，雌虫一生交配1次，可终身产卵。雌雄成虫交配后约10天卵成熟，雌虫一生产卵荚数与气温、湿度及营养状况有关，少则几个，多则几十个。卵约经两个多月孵出若虫。若虫期要经历几次或10多次脱皮后才能逐渐长大发育到成虫，脱皮时肢体的损伤可痊愈。有的雌虫能将卵荚带在腹面部，故而灭虫后应及时将虫尸用开水烫或焚烧处理。

成虫喜暗怕光，昼伏夜出，喜欢选择温暖、潮湿、食物丰富和多缝隙的场所栖居。蟑螂的粪便中含信息素可引诱同类聚集。对此，搞好室内卫生有利于去除蟑螂栖息环境，并清除其粪便中的信息素减少蟑螂密度。

蟑螂到处爬行，食性广泛，任何有机物如食品、饲料、垃圾、粪便、痰液、尸体等无所不吃，并有啃咬非食物材料的习性，最爱吃香、甜、油的面制食品，但水对蟑螂的生存比食物更重要。加上其有边吃边拉的习性，故成为痢疾杆菌、沙门氏菌、金葡菌、链球菌、大肠埃希菌和蛔虫卵、蛲虫卵等多种病原体的机械性传播者。

蟑螂可栖息于冰箱、电磁灶、电视机、计算机等电器内，咬坏线路，造成短路，并可随物流包裹、旧家具、旧电器及出差后的行李传入营区、宿舍。当发现个别的蟑螂时应及时捕杀或用气雾剂进行杀虫处理，当出现拉开抽屉便常见到蟑螂，衣橱内有褪皮和孵化后的卵壳，甚至门框上有蟑螂出没时，说明室内蟑螂密度已经极高，并有可能波及周围房间和楼上、楼下，此时应通知卫生人员对全楼进行蟑螂密度调查，根据结果及房屋用途选择滞留喷洒、毒饵布放、药物熏杀、药粉布撒等杀灭措施中的一种或数种同时采用，并在之后间隔2个月重复灭杀2次，在无外来蟑螂的情况下一般可消灭蟑螂危害。

四、蠓

蠓又称小咬、墨蚊，是微小的昆虫类群。由于它体型微小，无声无息，往往被刺叮后因奇痒方被察觉。

1. **形态特征**　成虫体细小，褐色或黑色，长1～4 mm，翅在静止时重叠覆盖于腹部之上，3对足较发达。

2. **生态习性**　雌蠓吸血后1～2周产卵，一次产卵50～150个，一生可产卵数次。成蠓寿命约1个月，雄蠓交配后1～2天便死亡。从卵到成虫一般需4～7周，每年可完成一至数代。每年有两个高峰，分别是

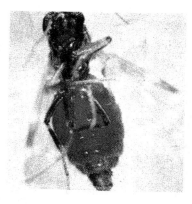

4～5月和7～9月，当相应时间进行海训及在野外驻训时应做好防蠓措施，如黄昏到清晨之间站岗巡逻时可涂抹驱避剂或穿戴防护衣帽，使用细孔蚊帐等都可有效防蠓叮咬。

蠓体一般飞翔距离在200～300 m半径范围内，仅雌蠓吸血。主要孳生在潮湿松软、富有腐殖质的土壤内及水塘、树洞、沼泽和住区附近的粪坑、污水沟等处。细蠓可以孳生于海边的沙中。

五、螨

螨包括恙螨和革螨。

恙螨可传播恙虫病、Q热。革螨可在鼠间及鼠－人间传播流行性出血热，可能为某些自然疫源性疾病的传播媒介，同时也可引起皮炎及污染食品、药材。

1. 形态特征

（1）恙螨：成虫为橙黄色或灰白色，有足4对。恙螨幼虫甚小，长0.3～0.6 mm，宽0.2～0.4 mm，肉眼仅能看到。虫体卵圆形，色桔红、淡黄或乳白。

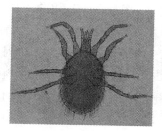

（2）革螨：成虫体长0.2～0.5 mm，大者达1.5～3.0 mm。卵圆形或圆形，黄色或棕色。

2. **生态习性** 螨主要寄生于鼠体上。

恙螨的生活史主要分
为卵、幼虫、若虫和成虫4
个时期，其中只有幼虫期
为寄生生活，其余各期都
生活于泥土中。恙螨幼虫
孵出后在地面草丛中活动，
遇到宿主时，爬到宿主体
上刺吸组织液，3～5天
后吸饱落于地面钻入土中。

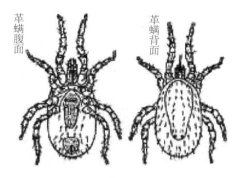

恙螨主要孳生在隐蔽潮湿、多草、多鼠的场所，幼虫多在孳生地附近静
伏不动，等候和寻觅宿主，各种脊椎动物体表均可寄生。

革螨的生活史分为卵、幼虫、第1若虫、第2若虫和成虫5期。卵
经1～2天孵出幼虫。幼虫在24小时内蜕皮变为若虫。若虫可分为第
1若虫和第2若虫。有些种类在若虫期即开始吸血。在适宜的条件下
（25～30℃），从卵发育为成螨一般需1～2周。大多数革螨整年活动，
在动物宿主体表（体表寄生型）或宿主巢穴里（巢穴寄生型）活动，以
体表寄生和巢穴寄生两种革螨有卫生学意义。巢穴寄生型革螨的寿命和
耐饿力均较长，往往能较长时间保存病原体。

个人的防护主要是用驱避剂涂于皮肤和衣服开口处。灭鼠是主要防
治措施，配合做好营区的环境卫生，滞留喷洒化学药物能有效灭螨。

六、蚤

蚤是哺乳动物和鸟类的体外寄生虫。对人影响较大的多是寄生于鼠

和猫体表的蚤。

1. 形态特征　成虫一般体长 1 ～ 3 mm，但有的可达 6 mm。褐色或黄棕色，无翅，体形侧扁。体表被有较厚的角质，全身有许多向后生的鬃和刺。蚤体分头、胸、腹 3 部分，有 3 对足，第 3 对最发达。

2. 生态习性　蚤属完全变态，整个发育过程分为卵、幼虫、蛹、成虫 4 个时期。卵多产于宿主毛内或巢穴中，卵一般需 2 ～ 3 周孵出幼虫。成熟幼虫吐丝作黄白色茧化蛹，蛹期一般 1 ～ 2 周，有时可达 1 年，长短取决于温度与湿度是否适宜，成熟后静伏于茧内，当受到外界的刺

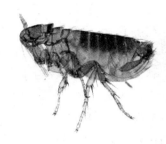

激，如动物走近的扰动、空气振动以及温度的骤然升高等，都可诱使成虫破茧而出。蚤的寿命为 1 ～ 2 年。由卵到成蚤整个生活史短者 2 ～ 3 周，长者 1 年以上。据报道，部分饥饿的蚤能存活 279 天，加上在蛹内成熟的蚤，就出现了人进入长期无人的房间或仓库时受到大量蚤袭击的现象。

蚤活动范围较小，主要依靠动物宿主的活动而带至其他地方或通过动物间的接触而交换宿主，主要孳生于阴暗潮湿有动物居留的地方。蚤有的在宿主的体表、毛发间栖息，时间较短；有的在宿主身上寄生时间较长，呈半固定状态；有的雌蚤交配后终生寄生在动物宿主的皮下，直至产卵完毕后才离开；而有的蚤类栖息在宿主的窝巢内，不随宿主外出。

蚤每次吸血往往要数分钟。许多蚤种有频繁吸血的习性，对于敏感者叮咬可引发丘疹，奇痒无比，7 ～ 10 天才消失。蚤可传播鼠疫，是因为蚤通过叮吸含鼠疫杆菌的血，鼠疫杆菌在蚤胃中增殖、积存，形成菌

栓，蚤再吸血时由于菌栓堵塞，导致鼠疫杆菌随血反流进入宿主体内，同时蚤因饥饿不断重复叮吸，增加了传播机会和感染菌量。在0～15℃时鼠疫杆菌一般可在蚤体内存活1～3个月。

引起地方性斑疹伤寒的莫氏立克次体因感染蚤后，在蚤胃内大量繁殖并随粪便排出，在蚤粪中可存活数年。当受感染的蚤在人体表排便或被压碎后，莫氏立克次体通过污染皮肤或黏膜的伤口而使人发病。

蚤的防治主要是通过使用药粉布撒于地面、墙角、床板、鼠道，对于个人防护主要是穿防护服和涂驱避剂。

七、蜱

蜱又名壁虱或扁虱，俗称草爬子、八脚子、狗豆子、憋吃。蜱主要生活在山林、草原及野生动物洞穴中，有时也叮人吸血。

1. **形态特征**　成虫呈囊状，背腹扁平，足四对。大小差别很大，小者长不过2 mm，大者吸饱血后可长至25 mm。体壁革质，有伸缩性，能大量吸血。头、胸、腹分界不明显。幼虫体半透明，呈黄或棕色，0.5～1 mm大小，吸饱血后增大2～3倍。有足3对，无呼吸器官及生殖器官。若虫外形与雌蜱成虫相似，但体较小，有足4对。

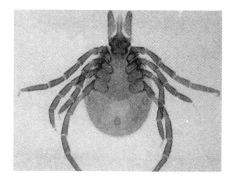

2. **生态习性**　蜱为不完全变态，发育过程分卵、幼虫、若虫和成虫4个时期。成虫吸血后交配落地，爬行在草根、树根、畜舍等处，在表层缝隙中产卵，产卵后雌

蜱即干死。在适宜条件下，卵可在 2 ～ 4 周内孵出幼虫。幼虫经 1 ～ 4 周蜕皮为若虫。若虫再到宿主身上吸血，落地后经 1 ～ 4 周蜕皮而为成虫。硬蜱完成一代生活史所需时间由 2 个月至 3 年不等，多数软蜱需半年至 2 年。硬蜱寿命 1 个月到数十个月不等，软蜱的成虫由于多次吸血和多次产卵，一般可活五、六年到数十年。

蜱大多生活在野外人烟稀少的地方，具体环境因蜱种不同而异。一般需具备较适宜的温湿度条件和较充足的供血宿主。硬蜱各活动期仅吸血 1 次，多在白天爬于草叶上，前肢张开，攀附经过的宿主。吸血时间较长，通常幼虫、若虫和雌虫吸血时间分别需 2 ～ 5 天、3 ～ 8 天和 6 ～ 15 天，饱食后增加体重分别为 10 ～ 20 倍、20 ～ 100 倍和 50 ～ 250 倍，而雄虫为 1.5 ～ 2 倍。软蜱幼虫吸血 1 次，各龄若虫需多次吸血。有些种类的幼虫或 1 龄若虫不吸血，而成虫除少数蜱种不吸血外，需多次吸血。多在夜间侵袭宿主，吸血所需时间，幼虫为数分钟或数天，因蜱种而异；若虫和成虫为数分钟至 1 小时左右。饱食后雄虫体重增加 2 ～ 3 倍，而幼虫、若虫及雌虫为 6 ～ 12 倍。硬蜱可耐饥半年至 1 年，软蜱可达几年以上。

蜱能传播森林脑炎、新疆出血热、蜱传回归热、莱姆病、Q 热、北亚热、发热伴血小板减少综合征等多种疾病。目前几乎所有在山上放养的羊身上都可发现蜱的寄生，当部队进行野外施工、训练时，应注意做好个人防护，领口、袖口、裤脚要扎紧，涂抹驱避剂，休息和就寝时互相脱衣检查并除掉侵袭的蜱。

八、虻

虻俗称"牛虻"，是炭疽、野兔热、罗阿丝虫病等多种人畜疾病的传播媒介。

1. **形态特征** 成虫体粗大，体长5～30 mm，头大，足短，翅宽，体表颜色鲜艳美丽。

2. **生态习性** 雌虻一般产卵于稻田、沼泽、池塘边的植物叶子上，有时也产在岩石上。卵一般5～7天孵出幼虫。幼虫孵出后潜伏于水底泥土里，一般需数月至1年以上，成熟的幼虫爬向岸

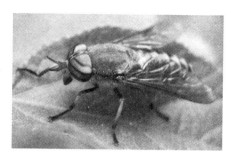

边较干燥的土壤内化蛹，一般经7～14天羽化为成虫。

雄虻不吸血，吸食植物汁液，雌虻主要吸牛、马、驴等大牲畜血，有时侵袭人。虻中午最为活跃，季节高峰在6～7月。虻有较强的飞行能力，每小时可飞行45～60 km，因运动中的物体有引诱虻吸血攻击的作用，而且二氧化碳和深色对虻也有较强的引诱作用，故常常发生追袭人、畜，甚至车辆的情况。

当虻吸血时，由于刺叮很疼而易受驱赶，造成吸血中断，虻会重新寻找宿主吸血。因为吸血量大，中断吸血的次数多，机械传播疾病的机会也就相应增多。

虻的防治主要是个人防护，如皮肤暴露部位涂抹驱避剂，穿浅色工作服或防蚊服都可有效防虻叮咬。

九、鼠

鼠是啮齿类动物，能传播疾病、造成经济损失，对生活、工作都能

产生较大影响。

1. 形态特征　个体小、全身被毛有尾；胎生，雌性胸、腹部具成对乳头，以乳汁哺育幼仔；脚趾末端具爪；门齿异常发达，呈凿状，无犬齿，门齿与臼齿间有一个很大的空隙。

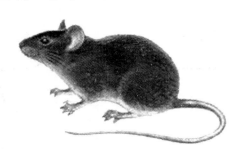

2. 生态习性　鼠的寿命一般为1年左右。鼠类适应性很强，鼠类的栖息场所因种类、地域和环境而异。根据不同鼠种较固定的栖息场所，可将鼠分为家栖鼠类和野栖鼠类两类，但随气候和食源变化有家、野鼠交窜现象。鼠类多能挖土掘洞，可打通数十厘米至一、二十米长的地道。鼠每天的食量约占自身体重的1/10。活动的时间因鼠种而异，家鼠和部分野鼠主要在夜间活动，鼠类的活动多循一定的路线，可形成明显的跑道即鼠道，鼠夹或粘鼠板可放置在鼠道上。一般情况下，多数鼠类不迁移。鼠类繁殖率高，受食物、季节、气候、天敌和自然环境的影响。当营区杂物及垃圾较多时，鼠的密度会增加，此时应进行环境整治消除其孳生地。

鼠类行动灵活，嗅觉、听觉、触觉和味觉敏锐，配制毒饵的粮食必须新鲜干净，灭鼠剂的含量要准确、均匀，否则容易引起拒食，达不到预期的目的。

鼠特别是家鼠性多疑，表现一是新物反应，对新出现的物体（食物、毒饵等），常回避观望一段时间，才敢接近取食；二是拒食性，急性灭鼠剂配制的毒饵，鼠食后很快会出现剧烈的中毒症状，其他未食毒饵的鼠会联系这些现象，产生拒食；三是耐药性，鼠类对灭鼠剂特别是急性灭鼠剂可产生不同程度的耐药性，食入亚致死量的灭鼠剂后，能产生数倍以至数十倍的耐药性。

鼠是鼠疫、流行性出血热、恙虫病、森林脑炎、蜱传回归热、地方性斑疹伤寒、野兔热、钩端螺旋体病等疾病的传染源和病原体的贮存宿主。这些传染病通过鼠在一定地区一直存在，鼠是其传播过程中必不可少的一个环节，很多媒介昆虫是寄生在鼠体及鼠巢内，作为鼠间或鼠-人间传播疾病的媒介存在。

当发现宿舍内进鼠后，可用鼠夹或粘鼠板进行捕杀，如经常发生，说明营区鼠密度较高，必须由卫生部门进行全面调查后采取灭鼠及整治措施。

药物灭鼠时从效果和安全两方面衡量，应使用缓效灭鼠剂，这类药物使鼠缓慢出血而且出血不止，最后死于内出血，包括：敌鼠钠盐、氯鼠酮、杀鼠灵、杀鼠迷、溴敌隆、大隆、杀它仗等。这类药物的特点是对鼠作用缓慢，多大于3天；鼠不易产生拒食性；一般需多次进食毒饵后累积中毒致死；灭鼠效果可达90%以上；对人、畜、禽较安全，有特效解毒药维生素K1。

布放方法要针对鼠类的活动特点因地制宜。常用的投饵方法分为按洞投饵、按鼠迹投放、等距投放。等距投放主要适用于开阔地区消灭野鼠，每行隔5～10 m投毒饵一堆，间隔20 m再投一行。在室内，沿墙根每10 m或20 m投毒饵一堆，投饵量每堆（或洞）第一代慢性灭鼠剂20～30克，第二代慢性灭鼠剂5～10克。

毒饵盒或投饵站可减少以及避免人畜误食，延长毒饵的使用期，为鼠类提供隐蔽的进食场所，增加摄食机会。适宜于长期布放毒饵，控制密度回升。每盒投放20～50克慢性灭鼠剂毒饵，进行持久性灭鼠。若

5天后尚无鼠进入，应变更布放地点。放盒后应勤加检查，鼠吃多少补多少，吃光加倍投。鼠密度下降后，每个月检查并补充或更换一次毒饵即可。室内投饵可按15 m^2 投2堆。

第三节　生物战及生物恐怖中媒介生物的防治

在战时，敌人可利用人工感染病原微生物的媒介生物进行生物战，藉以传播疾病。在平时，恐怖分子可以利用这些染病生物发动生物恐怖袭击。能用于生物战及生物恐怖中的媒介昆虫及生物战剂有：①蚊类传播登革热、乙型脑炎、黄热病、东方马脑炎、西方马脑炎、委内瑞拉马脑炎、基孔肯雅热等病毒；②蝇类传播霍乱、炭疽菌；③蚤类传播鼠疫杆菌；④蜱类传播森林脑炎、Q热、落矶山斑疹热、炭疽、野兔热等的病原体；⑤鼠类传播鼠疫。

当发生通过媒介生物传播的生物战或生物恐怖时，可以针对相应的媒介生物活动范围划出的污染区；进行消毒、杀虫、灭鼠，此时以化学方法为主，对杀灭的生物要进行化学消毒或焚烧。同时要做好个人防护，防护装备在完成消杀任务后也应进行消毒。

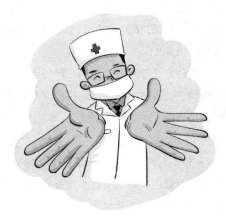

第八章
常见军事训练伤及防护

现代条件下局部战争和非战争军事行动的实践证明，体能素质是构成部队整体战斗力的一个重要组成部分，是军人圆满完成多样化使命任务的生物学素质。军事训练是当前部队的中心任务之一，是提升部队战斗力的重要途径之一，而军事训练伤是影响官兵健康和部队战斗力的重要因素。因此，运用现代医学和运动学的基本理论和技能对军事训练进行监督和指导，有效降低训练伤的发生率、致残率，提高军训绩效及机体抗损伤能力是和平时期军事医学和运动学领域的重要课题。

第一节　骨与关节损伤

应力性骨折

一、基本概念

应力性骨折，又称疲劳性骨折，是军事训练中尤其是新兵基础训练期间较为常见的骨损伤，并较集中分布于下肢骨骼。应力性骨折是由于低于骨骼极限强度的应力反复持久地作用于骨骼皮质的重要区域，产生局部额外的细胞损伤及吸收坏死，这种微损伤的逐渐积累超过机体骨自身的修复能力，即骨损伤大于骨修复时，可发生骨骼的整体性破裂，早期为隐性骨折，X线难以发现，但可发展成不完全骨折，甚至为完全性骨折。

二、发病特点

我军的研究资料表明，应力性骨折多发生于开训的前4周，新兵基础性训练期间的第2～4周高发，第7周左右又出现一个小高发期。

应力性骨折可见于任何承受应力的骨骼，但集中发生于身体的承重部位，以下肢胫骨最为常见，其次为股骨、距骨、跟骨。其他如跗骨、椎骨、髂骨、耻骨、肋骨、尺骨、桡骨、舟状骨、肱骨、锁骨等部位也时有发生。

我军报道，陆军部队应力性骨折伤病率高于其他军兵种部队，其中步兵为高发人群。

三、主要表现

应力性骨折的外伤史可模糊不清，早期不易发现。患者肢体某部位出现无明显原因的较为固定的疼痛，并在疼痛出现前有一至数周的强度较大的训练，特别是频繁的5 km跑或反复单一长时间的正步训练等，而且疼痛随活动强度加大而加重，休息后得到缓解。这通常是诊断应力性骨折的最主要指标。

检查可见局部肿胀、压痛。早期X线片骨折线不清晰，一旦发生完全性骨折，临床表现和X线征象与急性骨折相同。

通常判断是否有应力性骨折的方法有以下几点：

（1）某一部位（通常在下肢）没有受到过外部激烈的碰撞而突然出

现疼痛，位置固定，而且疼痛随活动强度加大而加剧，休息后缓解。

（2）用手指压痛处时出现钻心的疼痛感，可伴不同程度的软组织肿胀。

（3）疼痛点在完全停止运动后的一段时间内会自然消除。

（4）X线检查证实有骨膜反应、骨裂或骨折。

四、分级

0级（正常重建）：有细小的骨膜新生骨形成，X线片无异常改变，无临床症状，但骨扫描可见细小的线性吸收增加。

1级（轻度应力反应）：表现为皮质骨的重建，患者可出现运动后局部疼痛，无压痛，X线片阴性，但骨扫描为阳性。

2级（中度应力反应）：皮质骨吸收稍强于骨膜反应，可出现疼痛和压痛，X线片骨外形完整，可见模糊的征象，骨扫描阳性。

3级（严重应力反应）：骨膜反应及皮质骨吸收范围均扩大，疼痛持续存在，休息时也出现，X线片可见皮质骨增厚，骨扫描阳性。

4级（应力性骨折）：骨活检可见有骨坏死、骨小梁微骨折及肉芽组织形成。由于疼痛，负重几乎不可能，X线片可见骨折及早期骨痂形成，骨扫描阳性。

根据MRI（核磁共振）表现对应力性骨折提出的分级：

0级：T1、T2及STIR像均正常。

1级：T2及STIR像可见中度骨膜水肿。

2级：T2及STIR像可见明显的骨膜及骨髓水肿。

3级：T1像为骨髓水肿，T2及STIR像表现为骨膜与骨髓严重水肿。

4级：T1像可见骨髓水肿，伴有低密度信号影（骨折线），T2及STIR像有严重的骨髓水肿。

五、防治要点

1. 针对长跑、武装越野或背沙袋跑及正步训练等课目进行科学合理的计划安排，强调实施"循环训练法"，克服单一动作长时间的超负荷重复训练，严格要求熟练掌握动作技术要领。

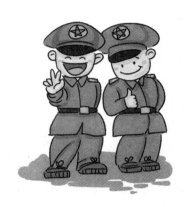

2. 训练中危险征兆的医务监督是预防应力性骨折的重要环节。邻近关节部位的疼痛和肌肉肿胀是应力性骨折的危险信号。当有先兆症状出现时，应及时调整训练内容、时间和强度。

3. 加强对参训官兵的防伤知识教育，提高自我保护意识，将对预防应力性骨折的发生起到不可忽视的作用。

4. 健全和加强军事训练中的心理咨询和疏导，即采用心理学干预的手段促使参训官兵保持良好的心理状态，将对应力性骨折发生率的降低产生重要影响。

5. 提高对应力性骨折的诊断水平。及时处治，发生隐性应力骨折时应停训，休息7～10天，同时辅以物理治疗，以避免完全性骨折的发生。

6. 全面加强身体素质的体能训练，使参训官兵在力量、速度、耐力、灵敏和柔韧性等方面得以全面提高，从而较快地提高军事训练水平，这对于降低应力性骨折的发生率是十分重要的。

投掷骨折

一、基本概念

投掷是一项暴发性的高速度运动,其运动主要发生在肩、肘关节,但需上、下肢及躯干各关节和肌肉的协同配合。投掷骨折是指在完成投掷运动过程中发生于肱骨部位的骨折,是由扭曲力和拉张力共同作用所致的螺旋形不稳定骨折,多发生于部队的投弹训练,因此,又称投弹骨折。

二、发病特点

投掷引起的肱骨骨折一般分为两大类,一类是肱骨干骨折,占75%左右,多发生于中下1/3交界处,合并桡神经损伤者亦非罕见;另一类为非肱骨干骨折,约占25%,多发生于肱骨内上髁、大结节及外上髁撕脱性骨折,并多为首次投弹骨折所致。肱骨干骨折均为螺旋形,外旋应力性骨折,粉碎性骨折约占1/3。

骨折、肱骨内压增高是投掷所致肱骨干骨折的基本条件,投掷过程中肌肉收缩不协调及肩、肘关节超常范围活动是投弹骨折的暴力来源。损伤多发生在上臂加速期及上臂减速期。

三、临床表现

上臂局部肿痛,伤肢有环形压痛,上臂成角畸形,触摸疼痛剧烈,有异常活动和骨摩擦音。患者受伤后为减轻疼痛常将前臂托起抱于胸前。由于上臂肌肉的牵引作用,骨折远段常有上移,造成上臂短缩畸形。X线检查可见患肢骨折且多呈螺旋形。合并桡神经损伤者,出现典型垂腕和伸拇及伸掌指关节功能障碍,第1、2掌骨间背侧皮肤感觉丧失等症状。

四、防治要点

预防投掷损伤的根本途径是在保持身体各关节（尤其肩、肘）灵活性、稳定性的基础上，培养正确的神经－肌肉群组投掷反射，提高其协调性、同步性。

1. 掌握正确的投掷动作要领是预防投弹骨折的重要环节。训练中如果单纯强调上臂及前臂的肌肉力量，就极易发生投弹骨折。应强调腿部力量的运用，投弹前躯干弓形的形成，充分运用腰部肌肉爆发力，结合胸大肌及背阔肌的强力收缩等，于投弹瞬间上臂上举向后直伸挥臂压腕将弹掷出，从而避免了不必要的前臂肌肉超强力收缩，减少投弹骨折的发生。必须严格纠正上臂外展90°、肘屈曲90°的错误投弹姿势。

2. 科学合理地安排训练内容。将投弹课程穿插在其他课程前后，强调循环训练法，反对考核验收达标前突击训练。

3. 做好早期防治工作。基层医务人员对于上臂及肘关节周围肿胀者应及时进行全面的检查，采取降低训练强度，改换其他项目或暂停训练等措施，并予以相应的对症处理。

4. 消除精神紧张和疲劳。

肩 关 节 脱 位

一、基本概念

肩关节属球窝关节，其特点是活动范围大而稳定性差，故较易脱位。肩关节脱位指正常的盂肱关节关系发生位移改变。在军事训练伤中，63%的关节脱位为肩关节脱位，居首位，其中又以前脱位为最常见。肩关节脱位根据脱位后时间的长短及复发次数分为新鲜性、陈旧性（＞1周）、习惯性三种，初次脱位后若治疗不当可导致习惯性脱位。

二、发病特点

肩关节前脱位多为间接暴力所致，可通过两种途径致伤：①传导暴力。发生于前外侧位跌倒时，手掌撑地，躯干向前外侧倾斜，肱骨干外展，传导暴力使肱骨头冲破关节囊前壁，向前脱位。②杠杆暴力。当上臂过度外展外旋后伸时，肱骨颈或大结节抵于肩峰，构成杠杆的支点作用，使肱骨头脱位。训练所致肩关节脱位多为此种损伤类型。肩关节后脱位多系上臂强力内旋跌倒手掌撑地，暴力传导使肱骨头后脱位，也可直接暴力所致。

肩关节脱位常发生于单双杠训练、匍匐前进训练中，如练习双杠屈体前滚动作时，双手握杠未能同时放开，由于一手放杠过慢，结果使过慢侧肩关节极度外展、外旋，躯干也因惯性同时压向此侧，形成损伤"暴力"，导致肩关节脱位发生。再如低姿匍匐前进训练时，未能正确掌握动作要领，胸部压的过低，紧贴地面，上臂过度外展，肘部屈曲时，使肩关节处于外展，外旋位置，加之躯干向前用力，同样可致肩关节脱位。肩关节于外展、外旋位受伤，伤后出现肩部肿痛、畸形弹性固定，即应考虑脱位发生，且常为向前脱位。有时上臂处于体侧而强力外旋，外力直接施于肩后方，也可造成肩关节脱位。

三、临床表现

1. 肩关节前脱位　肩部外伤后出现肩部肿胀、疼痛、畸形、活动障碍等症状，伤员喜欢用健手扶托伤肢前臂。

2. 肩关节后脱位 临床症状不如前脱位明显，易误诊。主要表现为肩后剧痛，活动障碍，伤员常将伤肢抱在胸前。

四、防治要点

1. 实施科学训练、规范动作要领，克服恐惧害怕心理，尽量减少动作失误。

2. 重视训练前的热身运动，使肩周肌肉力量及其关节的柔韧性和灵活性得到提高，有利于提高肩关节稳定性和抗损伤能力。

3. 把握好首次脱位后的处理环节，是预防惯性脱位的关键。卫生人员对首次脱位伤员进行手法复位，并给予良好的关节固定制动，3周后方可进行渐进性关节活动。

训练性肘关节骨关节病

一、基本概念

训练性肘关节骨关节病是指直接因军事训练所导致的肘关节关节软骨退行性病变及继发性骨质增生、滑膜慢性炎症、关节囊纤维肥厚、关节内游离体、积液等关节功能障碍和病理改变的统称。

二、发病特点

训练性肘关节骨关节病是因肘关节反复超负荷训练或直接撞击、扭转等所造成的累积性损伤，多见于投弹、格斗、散打等课目，故又称投掷肘、肘内障等。

三、临床表现

临床表现为肘关节屈伸活动受限，并伴有疼痛、肿胀，或有关节交锁等现象；专科体检关节间隙压痛及间接挤压痛明显，偶可触到关节内游离体；X线检查时可见肘关节骨质增生、硬化，关节间隙狭窄，关节内游离体等。

四、防治要点

1. 本病的预防主要是适当主动地加强肘关节周围肌肉的肌力训练，以保持关节稳定性及其抗损伤能力，纠正不正确的动作技术要领，防止暴力扭伤和直接撞击损伤。

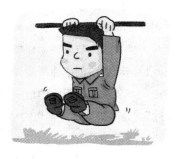

2. 肘关节受伤后即刻冷敷，2～3周短期制动，辅以药物、局部理疗等消炎止痛的对症处理。然后宜尽早在医师指导下进行主动的功能练习。严禁伤后进行热疗、热敷、暴力推拿等错误处理。

3. 治疗上早期可采用先主动的抗阻力伸屈操练，然后再进行轻柔的被动伸屈操练，切忌过度地被动拉伸的操练模式，这样即可在最大程度上预防训练性肘关节骨关节病的发生。

训练性膝关节痛

一、基本概念

训练性膝关节痛又称良性关节痛，是军事训练好发伤病之一，占训练所致骨关节损伤的41.8%。James等报道，占下肢运动性损伤的29%。其主要指军事训练中膝关节外伤后或训练在1周以上出现的膝关节肿胀、疼痛，并排除关节内骨、软骨及韧带损伤的一组伤病。包括运动性膝关节创伤性滑膜炎、髌股综合征（跑步膝）、滑膜皱襞综合征等。其中膝关节创伤性滑膜炎是引起训练性膝关节痛的主要原因，占23%，其年度发生率为3%～4%，多发生在队列基础训练中，尤其是正步训练（66.2%），其次为奔袭及障碍跑训练，另外在寒湿环境中训练也易发生。膝关节单一动作超量运动之后，关节腔内压升高及氧分压下降是运动性膝创伤性滑膜炎发生的主要原因，其次为关节面的重复撞击，关节囊损伤所致的滑膜组织反应性改变。髌股综合征又称"跑步膝"，是膝关节过劳损伤的结果，常见于长距离奔袭训练，与髌股运动轨迹异常关系密切，同时也是诊断上易于混淆和忽视，处理上有一定困难的重要原因。滑膜皱襞综合征尽管发生率低，但依赖物理检查漏诊率较高。

二、发病特点

膝关节在人体中是关节面最大、活动最多的负重关节，其内衬滑膜面积广泛，滑膜反应也最为显著，创伤性滑膜炎最好发关节，也是引起膝关节痛的重要解剖结构。训练性膝关节痛多发生于下肢训练，尤其是正步训练、奔袭、障碍跑等训练1周后，出现膝关节肿胀、疼痛史，但关节无发红、发热现象，关节活动稍受限，浮髌试验可呈阳性。久之可出现大腿萎缩，打软腿现象，部分伤员偶有关节弹响、交锁现象发生。

三、临床表现

1. 关节痛：下蹲或上下楼梯时疼痛加重，膝关节肿胀，弥漫性疼痛是创伤性滑膜炎的特征表现；髌股综合征主要表现为髌骨区疼痛，并随运动量增大而加剧；滑膜皱襞综合征疼痛部位主要为膝内侧，有屈膝痛性弧（20°～60°）。

2. 关节弹响、无力、打软腿：创伤性滑膜炎早期多无此病状，晚期可出现膝无力、打软腿现象，但程度轻。髌股综合征伤员可伴有打软腿现象。滑膜皱襞综合征常出现弹响、交锁、打软腿现象，且症状明显。

3. 临床体征

（1）创伤性滑膜炎：膝关节周围轻度压痛，浮髌试验可呈阳性，关节活动略受限。慢性滑膜炎可有股四头肌萎缩。

（2）髌股综合征：髌骨关节排列异常，髌骨运动轨迹异常，常有Q角（股四头肌牵拉轴与髌腱中线之间的夹角）增大（>20°），膝外侧支持带压痛，髌骨摩擦试验和浮髌试验多呈阳性。

（3）滑膜皱襞综合征：股四头肌萎缩、痛性弧，髌内、股骨内髁压痛，膝内侧可扪及条索状组织伴压痛，髌骨向内侧挤压时伸屈活动有疼痛，麦氏征阳性是其特有体征。

四、防治要点

训练性膝关节痛是军事训练中最常见伤病之一，若采取有效预防措施，可大大降低其发生，从绝对意义上讲预防重于治疗。预防训练性膝关节痛宜采取综合性措施，重点在于：

1. 科学安排训练计划，将强度训练与理论课目穿插进行，在完成训练大纲规定课目、内容前提下，将体力训练与技术训练交替安排，相同类型训练课目不宜过于集中，使膝关节有休息及微小损伤修复的机会。

2. 强调操作动作要领的正确熟练掌握。动作要领不但是训练规范、训练考核的依据，也具有预防训练伤发生的内在含义，如正步训练，踢腿动作完成后足着地时，身体应及时前移，使重力垂直通过膝、踝关节到达地面，这样就保证了膝、踝关节最大限度地克服剪力，减少损伤和微损伤，否则膝、踝关节将承受一定杆杠力，极易造成关节、韧带及滑膜损伤。

3. 重视参训人员身体素质和心理素质训练，提高训练适应性和协调性。在训练中如果出现膝关节肿痛，应注意休息治疗，严禁带痛训练，延误诊治。

4. 改善训练场地和训练设施，尽量创造安全、高效的训练环境。

膝半月板及其合并损伤

一、基本概念

膝关节半月板是位于膝关节内，股骨髁与胫骨髁之间的纤维软骨组织，其周缘厚、内缘薄，平面观似半月样，故名半月板。膝关节纤维软骨半月板是具有重要功能的膝关节结构，内侧呈"C"形，外侧近似"O"形，且不与外侧副韧带相连，活动度较大。内侧半月板后半部紧附于内侧韧带深部。半月板上、下面为滑膜覆盖。横切面呈楔形，与胫股关节面的几何形状相适，从而可增加膝关节稳定性，并通过加大胫股接触面分散应力分布。

半月板的解剖、生理特点决定了其在维持膝关节功能中具有重要作用，表现为：①防止股骨髁与胫骨髁直接摩擦，减少关节面的直接接触，从而避免软骨损伤；②吸收震荡，尤其是在跳跃时对由小腿传导而上的力产生缓冲作用；③吸收热量，散布滑液润滑关节；④依靠本身的弹性及附着缘使其在移位后再回到原位，从而产生增强膝关节稳定性的作用。

在军队军事训练中，半月板损伤是好发损伤之一，占训练性骨关节损伤的4.1%。半月板损伤按裂部位分为以下几类：①前角撕裂；②后角撕裂；③体部撕裂。按撕裂形态分为以下几类：①纵形撕裂；②横形撕裂；③斜形撕裂；④水平撕裂；⑤边缘撕脱。内侧半月板损伤多见于纵形撕裂，外侧半月板损伤则以不完全横裂及水平撕裂为多。

二、发病特点

半月板损伤主要发生在战术动作及夜间奔袭训练时，因单腿失足于小坑内致伤者达66.3%。当失足踏入小坑内时，股四头肌突然放松失去对膝关节的稳定作用，加之惯性及失重作用，躯干向前外产生旋转运动，膝关节处半屈曲位，半月板受挤压固定于股骨髁与胫骨髁之间而造成损伤。其次发生在军体训练如球类训练及单杠训练下杠落地动作中，半月板受到瞬间挤压而致伤，且多发生于外侧。损伤严重者可致膝关节三联症，但此种损伤大多在较大旋转暴力情况下发生。

三、临床表现

1. **症状**　有在膝关节半蹲位旋转致伤或直接暴力致伤史，受伤时感觉关节内有响声或撕裂感，膝关节不能完全伸直，伤后伴有膝关节肿胀、疼痛和功能障碍，疼痛一般集中在一侧。随时间推移肿胀消退，疼痛减轻，但不能完全缓解，疼痛部位固定，常有关节弹响。有1/3伤员出现"交锁"现象，而屈膝、左右转动膝关节时可以"解锁"；1/4伤员有滑落感。日久患肢股四头肌萎缩，出现关节酸软，"打软腿"现象，上、下楼梯时尤为明显，可影响正常军事训练和日常生活。

2. 体征

（1）固定性关节间隙压痛点：阳性率80%～85%。压痛点与半月板损伤部位有关，重复检查位置不变，则有肯定意义。

（2）股四头肌萎缩：周径一般较健侧小2 cm以上，肌力与肌肉张力减低。

（3）麦氏试验：是最常用的临床检诊方法。试验时出现疼痛及"卡嗒"声即为阳性，当屈膝位外展外旋小腿出现阳性时，常提示外侧半月板损伤，而内收内旋小腿出现阳性时，提示内侧半月板损伤。检查时，在膝关节接近全屈位出现阳性体征表明后角损伤，伸直位出现阳性提示前角损伤。

（4）过伸全屈间接压痛：当膝关节过伸或全屈时，常可引起损伤部位疼痛。无论在中立、内旋或外旋位伸屈引起疼痛者均有诊断价值。

（5）研磨试验：包括分离与挤压旋转两部分，是鉴别膝部韧带损伤和半月板损伤的较好方法。试验时患者俯卧矮床，90°屈膝，助手固定股部。检查者两手握患者足部左右旋转，询问患者有何感觉。继而做分离旋转试验，握足部用力上提，并左右旋转，此时膝关节韧带处于张力状态，而半月板与股骨髁脱离接触，若引起疼痛，提示韧带损伤。然后做挤压旋转试验，检查者握足部以全力下压并左右旋转，此时膝关节韧带相对松弛，而半月板受股骨髁挤压摩擦，若有撕裂，可引起疼痛。此试验阳性率较麦氏征略低，但有鉴别意义。

（6）旋转挤压试验：Mc Murray于1949年发表半月板损伤的检查法已

被用作常规检查手段，其主要是为诊断内侧半月板后角损伤的，但在临床上不能只根据固定的模式，依据检查时小腿的位置来判断损伤侧，而必须以何侧出现症状作为根据。旋转挤压试验是在Mc Murray试验的基础上加以改变的一种方法。即将被检查的下肢置于内收（或外展）同时内（外）旋位，自极度屈曲位逐渐被动伸直，检查在此过程中出现的疼痛、弹响及弹动感。检查者手握足跟，另一只手置于膝前方，拇指及手指分别置关节两侧间隙，以体验弹动感。所谓弹动感即有关节间隙向外推顶手指的感觉。聆听有无弹响以及观察患者是否有疼痛。旋转挤压试验共有四个方向，即内收内旋、内收外旋、外展外旋、外展内旋，其结果不应简单地列出（＋）或（－），而应具体标明在何侧（内或外）出现何种症状或体征，以供分析判断。注意疼痛与弹响、弹动感之间的时间关系，一般疼痛多在弹响、弹动感之前出现，而当弹响或弹动感一旦出现，疼痛往往立即缓解。但有时也会在接近伸直时出现疼痛，且不能进一步达到完全伸直，疼痛因此也不消失的情况。物理诊断准确率多在55%～85%之间。

四、防治要点

半月板损伤在军事训练中发生率较高，常发生于战术动作、400m障碍和夜间奔袭训练中，并可造成一定程度的伤残，因此采取必要的措施，有效预防其发生显得十分重要。根据半月板损伤好发伤因、致伤机制，提出以下几点预防措施：

1. 重视平常力量性训练和协调性训练。特别是股四头肌的力量训练，对增强膝关节稳定性，预防半月板损伤尤为重要。同时可进行一些必要的身体素质和技巧性训练，以增加身体协调性，提高对意外情况的应激反应能力。

2. 加强自我保护训练，提高对突发事件的快速判断、快速反应能力，如摔倒前的就地翻滚动作训练，使之成为无意识的习惯动作。

3. 根据人体工效学原理，加强卫生监督，改善训练场地和训练设施，尽可能创造舒适、安全的训练环境。

4. 加强防伤知识教育，提高基层卫生人员主动防伤意识。

5. 科学训练，掌握强度，规范训练过程。严格按照准备、实施和结束三阶段训练，以降低机体疲劳。

第二节　软组织损伤

末端病

一、基本概念

肌腱和韧带在骨上附着点的结构称之为末端区，或者叫附着部或附丽区，该区的损害可以由许多因素引起，其中由创伤劳损引起的末端区变性性疾患称之为末端病。早在1929年有学者就明确指出，腱在骨上的止点结构不是骨膜，而是由腱、纤维软骨、钙化软骨区和骨四部分组成。LaCava 1952年在描述颈椎韧带附着部变性疾患时就作为一个独立疾病首先提出，开始他称其为附丽区炎，1959年正式使用"末端病"的名称，一直沿用至今。

二、发病特点

末端病是一种常见的体能训练损伤，系慢性劳损所致，由于肌肉收缩，长期反复牵拉，特别是由于训练过于集中，过度牵拉，造成腱末端区血液循环障碍，或是急性损伤后，未能及时康复治疗，而致腱末端反应性增生变性，进而加重腱末端的病理反应，使其承重负荷的能力下降，形成恶性循环而造成的。另外局部过多地使用皮质激素，也是加重本病的原因之一。

军队在平时训练中，由于训练强度大，训练前准备活动不充分，训练计划不合理，特别是新兵训练，易造成急性损伤，如得不到及时正确的处理，可造成腱末端的劳损。由于长期以来对本病认识不足，缺乏有效的系统的预防治疗措施，致使末端病成为训练伤的一个重要组成部分。据统计，末端病成为影响训练、造成非战斗减员的主要软组织劳损之一，晚期也是造成肌腱断裂的原因，严重影响我军的战斗力，其中跟腱末端病、胫骨结节末端病、肱三头肌腱末端病为训练中常见末端病。

（1）跟腱末端病：多见于跳伞、400 m障碍、体操等经常突然提踵发力的课目。其受伤机制为当踝关节极度背伸时，突然发力提踵而致跟腱附丽区损伤，或是训练过程中，单腿着地时，一侧踝关节极度背伸，为维持身体平衡、小腿三头肌猛烈收缩牵引所致，造成附丽区损伤，当训练过于集中而产生的一系列退行性变。

（2）胫骨结节末端病：多见于跳伞、400 m障碍、体操、跳马及经常需跳跃活动。其劳损机制为当从高处落地的一瞬间，膝关节处于屈曲位时，股四头肌猛力收缩牵引，或是由于训练中方法不正确，跳伞、跳马等训练，落地一瞬间，重心偏移，致使一侧髌韧带急性损伤，没有及时治疗，劳损而致肌腱末端损伤，积劳所致。

（3）肱三头肌腱末端病：多见于擒拿、格斗训练，当肘关节处于屈曲位，肱三头肌收缩使前臂伸直过程中遇到突施的阻力而使其腱附着点受到过度牵引所致。

三、临床表现

1. **跟腱末端病**　跟腱止点跟骨结节后方及两侧压痛、踏跳痛、用力蹬地痛，足持重物和用力抗阻痛，严重时静息时也痛。早期X线无改变，晚期可见跟骨结节脱钙样变，也可有骨质增生，或游离骨片。

2. **胫骨结节末端病**　胫骨结节压痛、上下楼梯痛、起跳痛和踢球痛和用力抗阻痛。早期X线无改变，晚期可见胫骨结节骨质增生，或局部骨质脱钙，或可有游离骨片。

胫骨结节末端病应与胫骨结节骨骺炎（Osgood-Schlatier病）相鉴别。胫骨结节骨骺炎是当性成熟期在胫骨结节部发生的疼痛与肿大，其临床表现与胫骨结节末端病相似，但其一般为两侧同时发病，部分胫骨结节骨骺炎早期没有能及时治疗，后期也可发展成为胫骨结节末端病。

四、防治要点

末端病为长期慢性劳损所致，大多因为：①训练计划不科学，单项训练过于集中，且强度过大；②急性损伤后未能引起足够重视，没有能合理地治疗与防护，致使病情进一步发展；③训练中不注重训练前的准备活动，技术要领理解、领会不全而导致。根据致病的特点，在军队训练中应注意：

1. 合理安排训练课目，杜绝高强度、单一训练，采用循环训练法。

2. 训练中应强调循序渐进，不能好高骛远。

3. 注意训练前的准备活动，防止肌腱的急性拉伤。

4. 急性肌腱拉伤后应杜绝继续高强度训练，注意合理治疗，适当辅助以恢复性锻炼，防止病情进一步发展。

5. 注意早期诊断，早期治疗。早期一般多采用休息、理疗为主，慢性伤员治疗上虽颇为困难，但目前采用的等离子刀等微创手术，切除滑囊、腱围、变性的腱组织及增生的骨组织，治疗效果良好，术后大多可治愈，并恢复训练。

跟 腱 断 裂

一、基本概念

军事训练中跟腱断裂多由于直接暴力、锐器伤或肌肉不协调强力收缩所致。据力学分析，跟腱断裂多在踝背伸20°～30°发力跖屈时发生，因为此时跟腱正处于极度紧张状态，其被拉长的距离，远比胫后及腓骨肌要长得多，这时如突然发力全脚掌起跳或起跑，已处于被拉长的跟腱必然首当其冲，几乎承受全部张力，故极易损伤，甚至完全断裂。相反，如在足踝处于跖屈位时起跳，其承受张力则由小腿三头肌、胫后肌、腓骨肌、屈趾肌群等4组肌肉共同分担，这样一来跟腱断裂的危险性，就自然而然地被降低了。

二、发病特点

跟腱断裂多发生于跳跃训练、渡海登岛、400 m障碍、5 km武装越野、格斗、球类竞技等训练课目。

断裂多发生于腱中部，约在跟腱止点以上3 cm处。根据解剖研究，该处腱最狭窄，应力相对集中，且为乏血管供应区。肌肉－跟腱交界处断裂次之，发生于跟腱附着点或撕脱跟骨结节的较少见。

据统计，军事训练所致跟腱断裂的伤者平均年龄为35.2岁，较一般损伤年龄大得多，军官多于士兵，并以病侧腿较多见。其原因：一是与跟腱断裂多发生于已患有跟腱腱围炎等慢性病变的伤者有关，往往一次不太剧烈的活动就可以造成跟腱的断裂；二是与因较长时间伤病或其他原因停训后刚恢复训练不久和训练不规范有关；三是与过多或过早（肌力不足）地进行踝背伸位发力动作的相关训练有关，因疲劳易造成肌张力异常增大，弹性下降，使之不协调，也是导致跟腱断裂损伤的重要因素。

三、临床表现

军事训练伤中很少见到直接外伤所致的开放性跟腱断裂，绝大多数是因间接外力所致的闭合性损伤，并且大多为完全断裂。

临床重要的指征是在剧烈运动或劳动时，受伤当时出现断裂音，受伤后跟骨结节的上方出现凹陷压痛，断裂处局部疼痛、肿胀、压痛，踝跖屈限制、无力（应注意有跖屈活动并不意味跟腱没有断裂，因为踝的两侧腓骨肌和胫后肌等的协同作用，可以使足跖屈），不能以足尖站立，失去正常行走之步伐，在用力使足跖屈或拉紧跟腱时突然感觉足跟部剧烈疼痛，犹如在该处受重击伤。跟腱断面往往参差不齐，呈马尾状，而腱膜并不破裂，腱膜间充满血块。跟腱不完全断裂者诊断有时较困难，如果在损伤后立即出现局部肿胀、跛行及行走时疼痛者，即应考虑此种跟腱损伤可能。

专科检查可触及跟腱断裂处的凹陷，足跖屈功能障碍。最可靠的检查方法是捏小腿三头肌试验，即令伤者俯卧，双足置于床沿外，然后用手捏小腿三头肌双侧对比观察，如伤侧足不能动时，则为跟腱完全断裂；如伤侧足仍有跖屈动作，动作幅度与健侧比可稍差，或者虽然相同，但有明显的抗阻力痛及局部压痛，则为部分断裂。超声波诊断需要有经验者进行操作，并要进行两侧对比；拍X线片可以排除跟骨撕脱骨折。

四、防治要点

跟腱断裂一旦发生，则必须尽早进行手术治疗，并常遗留一定程度的伤残。因此，训练中应高度警惕跟腱断裂的发生。

由于跟腱的断端多呈马尾状，手术常有一定困难，一般多采用腱膜瓣加固等手术方法修复；术后屈膝、踝关节跖屈石膏或支具制动4～6周，然后逐步进行主被动功能训练，术后3个月后可恢复训练。

预防上应强调严格掌握和练习前足起跳动作的训练，克服踝过伸、全脚掌起跳起跑的错误习惯动作；训练中提倡循环训练法，避免过多或过早的踝背伸位发力的训练；同时要加强对患有慢性跟腱腱围炎的参训者进行医学监督、指导和有效治疗等，认真做好包含跳跑综合技术内容较多的训练科目前的身体准备活动，对于长期未进行正规体能训练的人员，特别是40岁以上的干部，应避免突然参加负荷大、强度高的科目训练及球类竞技活动，这些都是预防跟腱断裂发生的重要环节。

皮肤及皮下组织损伤

一、基本概念

军事训练伤中，皮肤及皮下组织损伤主要有以下几种：①擦伤：是指皮肤被物体或地面摩擦所致的表皮细胞脱落性损伤，不伤及深部组织，愈合后不影响功能。②挫伤：是指外力打击作用于体表皮肤及软组织的损伤，力量主要是由一个方向而来。挫伤时组织的连续性受到损害，但从解剖上来说，并未完全中断。③撕脱伤：是因拉伸暴力所造成的损伤，多属不整洁伤，按形状可分为片状撕裂伤、完全套状撕脱伤及潜行撕脱伤等。④刺伤与切伤：指由锐器直接造成的皮肤及皮下组织连续性中断。

二、临床表现

1. 擦伤　擦伤是外伤中最轻但较常见的一种，伤后局部疼痛，外表皮肤有脱落、出血点及方向平行的摩擦痕迹，如果在沙石土地面受伤，伤处可有沙、石等异物镶擦入皮肤中，注意关节部位皮肤损伤范围需为体表面的0.5%，非关节部位在1%以上者（按烧伤9分法计算），擦伤诊断方能成立。

2. 挫伤　挫伤后一般都有疼痛，可持续24小时，局部肿胀和出血等，疼痛的程度可因人而异，多有程度不等的出血，皮肤本身出血形成瘀点，皮内及皮下出血可形成瘀斑，或皮下组织局限性积血形成血肿，近关节处挫伤，不同程度影响关节活动。检查时挫伤皮肤及皮下组织压痛明显，当被动牵伸活动时，疼痛加剧。注意检查深部组织有无受损，当肌肉或肌腱同时断裂时，局部有空虚感或凹陷，由该肌与肌腱产生的动作消失；皮下或深部血肿时，局部触压疼痛，并有波动感及功能障碍。

3. 撕脱伤　皮肤撕脱伤是较严重的损伤，多由于机械或车轮等碾挫造成。被损伤的皮肤呈开放性或闭合性。皮层有不同程度的擦伤、挫伤和裂伤，皮色灰暗，皮肤有瘀斑，皮层可连同皮下组织从深筋膜上剥脱分离。显微镜下可见损伤皮肤有水肿、出血坏死、血管内膜水肿、管腔栓塞等病理改变。

大面积皮肤撕脱伤常见于上下肢和臀部的车轮碾压伤。临床表现为大面积皮肤和皮下组织从深筋膜上撕脱，皮片可完全游离，或带蒂成瓣，皮肤苍白发凉，或呈暗紫有瘀斑，皮缘不整，表皮和伤口有沙石等异物污染。肌肉和肌腱外露，有时仍保持完整，有时可见不同程度的挫伤或裂伤。

套袖状撕脱伤撕脱的皮肤呈套袖状，多见于上肢，偶见于下肢，多数皮套可从皮下组织层与深筋膜之间，及从肢体近端向远端撕脱，呈逆行皮套。这种套式皮片的血运大部中断，皮肤苍白发凉，皮片边缘出血不多。深部组织可有不同程度的损伤。

潜行性皮肤撕脱伤常见于肢体在重物体压埋下再受扭转性损伤，多呈闭合性，皮肤完整，皮色暗灰或灰白，表皮可见挫伤或裂口，大片皮肤自皮下与深筋膜间广泛剥离，甚至绕肢体一圈呈环状剥脱，皮下形成空腔。检查时皮肤异常松动，极易提起与肌层分离，皮下血管断裂出血，按之有波动，深部组织常保持完整或轻度损伤。由于闭合性潜行撕脱伤皮肤表面有时仍保持完整，常易被忽略，需注意防止漏诊。大面积皮肤撕脱伤是严重而复杂的损伤，常合并创伤性休克和深部组织的损伤，不仅要注意皮肤损伤的检查，还要注意骨与关节、肌肉、血管与神经、全身与局部的检查，只有全面的检查才能确定全面的诊断和治疗方案。

4. 刺伤与切伤 均为锐器伤，受伤原因及部位清楚，局部皮肤裂伤、出血、疼痛，诊断较为容易，但在检查时应注意是否伤及大血管、神经、肌肉、肌腱等而引起相应的功能障碍。

三、防治要点

皮肤与皮下组织的损伤可发生于任何军事训练与劳动中，应使参训官兵加强自我保护，选择良好的场地，在与地面和器材产生身体直接接触摩擦的训练中，应严格着装要求，必要时应配加保护装备，如护膝、护肘等，进行机械、机器操作的兵种，应严格执行操作安全规程，车辆行动更应严防交通事故的发生，加强组织管理是预防损伤的重要一环。

臂丛神经损伤

一、基本概念

臂丛神经损伤是由于肩部长时间处于过度外展与外旋位进行上肢某单一动作的反复操作练习，造成胸小肌的疲劳损伤与肿胀，胸小肌间隙内压力增大，臂丛神经遭受卡压与磨损，导致臂丛神经纤维发生损伤与变性。

二、发病特点

臂丛神经损伤是军事训练和军事作业中较为常见的周围神经损伤之一，多发于新兵基础训练期间，一般在新兵训练期的第 8 ~ 12 周，或进入复训初期内发生，绝大多数为进行俯卧撑训练所致，其他可发生于单双杠、投弹、匍匐前进等训练。外力剧烈牵扯是臂丛神经损伤的主要致伤原因，因臂丛神经结构复杂，而有不同的临床表现和临床分型，也有不同的诊断和治疗措施。

1. **非暴力损伤** 臂丛神经长期受卡压、牵拉和摩擦，导致神经纤维发生部分变性，如俯卧撑训练时，上肢长时间处于过度外展位进行单一练习，造成胸小肌疲劳损伤与肿胀，卡压、摩擦臂丛神经致使部分神经纤维变性，出现不同程度的上肢无力、麻木、活动受限，以正中神经、尺神经损伤症状多见。

2. **间接暴力** 多为外力剧烈牵扯所致损伤，当外力使头部和肩部向相反方向分离时，常常引起臂丛神经损伤，如训练中从高处摔下，肩部或头部着地，造成头与肩部向相反方向分离，可致臂丛神经损伤，轻者只损伤颈5和颈6即臂丛神经上干，重则损伤整条臂丛神经。

3. **直接暴力** 如爆炸伤，多合并血管伤和骨折。砸撞等暴力，多合并胸部骨与关节等损伤。又如战士进行双杠训练时，双侧腋部从高处骤然撑在双杠上，引起颈8、胸1神经根即臂丛神经下干的损伤。

三、临床表现

临床表现分为三型：

1. **全臂型** 比较少见，臂丛神经损伤广泛，整个上肢肌肉全部瘫痪，感觉（包括痛觉、触觉、温冷觉、位置觉、两点辨别觉）全部丧失，自主神经功能紊乱，水肿，皮肤干燥，粗糙脱屑和脱毛。颈8～胸1近椎间孔处损伤，可出现Horner综合征。

2. **臂型** 较多见，为颈5、6神经根在厄氏点处的损伤。厄氏点位于肩胛上神经近侧，胸长神经和肩胛背神经的远侧，前锯肌与大、小菱形肌不受影响。

运动：三角肌、小圆肌、冈上肌、冈下肌与胸大肌锁骨头瘫痪，上肢由于背阔肌和胸大肌胸骨头的作用呈内旋位。肱二头肌和肱桡肌瘫痪，肱前肌力量减弱，肘关节因肱三头肌作用而伸直，旋后肌和旋前圆肌瘫痪，前臂因旋前方肌的作用而呈旋前位，桡侧伸腕肌瘫痪，手因尺侧伸腕肌作用而偏向尺侧。

颈6神经根感觉受损，出现上臂及前臂外侧感觉障碍，仅颈5前支损伤时感觉正常。不出现霍纳综合征。

3. **下臂型** 为颈8～胸1神经根损伤，主要症状为手内肌瘫痪，有爪状畸形，在臂丛下干损伤时，手指屈肌和伸肌瘫痪，前臂尺侧麻木，手掌侧尺侧1～5个手指麻木，手背侧尺侧半麻木，臂内侧条状麻木区，可出现霍纳综合征。

四、防治要点

臂丛神经损伤的预防要点：

1. 全面加强身体素质训练，熟练掌握动作要领。

2. 加强在军事训练中的保护。

3. 训练计划的科学安排与合理调整是预防训练伤的关键，也是预防臂丛神经损伤的关键。

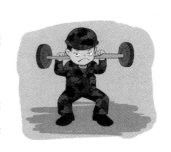

4. 强调臂丛神经损伤的早期诊断和治疗，臂丛神经一旦损伤，将出现明显的感觉障碍和运动障碍，早期诊断和正确治疗应该没有太大的困难，关键在于基层医务工作者要加强责任心，因为神经治疗的适宜时机一旦丧失，处理起来比较棘手，预后也比较差。

下 腰 痛

一、基本概念

军事训练中发生下腰痛较为多见，但这不是一种独立的伤病，而是一系列症状或称综合征。下腰痛是由于慢性过劳损伤所引起的腰骶尾椎周围的软组织损伤。腰椎周围有许多韧带和肌肉等软组织，对维持体位、增强脊柱稳定性、平衡性和灵活性均起着重要作用。如因某些原因导致这些韧带、筋膜、肌肉、脊柱关节突间关节滑膜（小关节滑膜）等软组织发生病变，则可发生疼痛。病理变化以慢性劳损性损伤或腰背纤维组织炎为主，腰痛则以假性坐骨神经痛或感应性坐骨神经痛为多见，椎间盘突出症的发生率则相对较低。

二、发病特点

腰痛从古至今仍在世界范围内流行。据统计，有80%的人生活中遭受过腰痛的困扰。我军士兵服役期间有91%的人员出现过腰痛，长时间腰痛（3个月以上）的发生率高达19%，其中有明确原因者仅占病员总数的70%。腰痛多发生于炮兵、装甲兵、工程兵、舟桥兵等负荷较大的力量训练，以及飞行、雷达兵等须长时间坐位训练作业的兵种。

引起腰部软组织疼痛的主要因素有腰部软组织外伤、扭伤、劳损及炎症等；内在因素如机体在解剖学上的缺陷影响活动中生物力学的结构平衡、个体特异性和耐受性、心理创伤及对疾患缺乏认识等；有时还属于生理因素，如月经前及怀孕期等；诱发因素如气候或地理条件的变化、潮湿、寒冷、体位不良、体力不足、肥胖、情绪低落及精神紧张等；继发因素如组织退行性病变、创伤后组织瘢痕粘连、肌间隙压力增高、组织新陈代谢失调及小关节滑膜炎性肥厚等。在这些致病因素中，临床上以局部疾患（外伤、扭伤、劳损、退行性病变、炎症等）及体位姿势不良为主。

急性损伤多有明确的起病或损伤史，如做某一动作时突然出现腰痛、活动受限；弯腰搬重物时出现弹响声，多是棘上韧带损伤；而腰部旋转时出现弹响，则有可能是关节突脱位。慢性损伤则不一定有可知的损伤史，应注意了解工作及生活中的习惯动作与姿势。

三、临床表现

1. 腰痛特点　腰痛位置多表浅，患者常能准确指出压痛点，如位置深、区域不清，多属其他部位病变或内脏疾病的牵涉痛或放射痛。急性损伤多为锐痛，慢性患者多为钝痛。软组织损伤肿胀者多为胀痛，有炎症者多为跳痛。肌肉、肌腱、韧带等软组织损伤者常于活动时加重，休息后减轻；小关节损伤则休息时加重、夜间痛醒、起床时困难，但稍做活动后可有所减轻。由于寒冷可使机体痛阈减低，且刺激腰部肌肉血管，故天气变化时疼痛可加重。

2．**压痛点** 检查压痛部位可以判断疼痛所在部位的深浅及其与脊柱的关系以及有无放射痛。疼痛表浅者为棘上、棘间韧带或肌肉附着点撕裂伤。深在压痛则表示椎体病变如结核等。压痛并伴下肢放射者说明病变涉及坐骨神经，多见于腰椎间盘突出症。腰部常见的压痛点有：

（1）棘突上压痛：见于棘上韧带损伤、棘突骨折、棘突滑囊炎。

（2）棘间韧带压痛：见于棘间韧带劳损。

（3）脊肋角压痛：即在第12肋与骶棘肌外缘相交处压痛，见于肾脏疾患、第1腰椎横突骨折等。

（4）腰背肌压痛：骶棘肌两侧局限性或为散在性压痛。见于腰肌劳损。

（5）棘突旁压痛：即下腰棘突旁开 1.0 ～ 1.5 cm 处压痛，重压时并可出现下肢放射痛，见于腰椎间盘突出症。

（6）腰5骶1棘间压痛：见于腰骶关节劳损、游离棘突、钩状棘突、杵臼棘突等。

（7）骶骨后压痛：说明固定姿态不良或肌肉痉挛造成的腰椎前凸增加或继发于慢性劳损或挫伤的肌肉痉挛。

（8）髂嵴压痛：见于肌肉劳损或肌筋膜纤维组织炎。

（9）骶髂关节压痛：见于骶髂后韧带劳损、关节结核或强直性脊柱炎。

（10）骶尾骨交界处压痛：见于骶尾部韧带劳损。

3．**板腰** 即腰部强硬、活动障碍。急性板腰与腰背肌痉挛有关，慢性板腰常伴有肌组织纤维化、韧带挛缩、腰椎骨质增生等，仰卧位时如骶棘肌仍处于持续痉挛状态，可以肯定脊柱有疼痛性病变。

4. **腰肌乏力** 主要因为慢性腰痛、长期缺乏锻炼致腰肌废用性萎缩，使腰背部不能负重，久立、久坐均难以支持。腰肌乏力易致腰痛，而腰痛又可加重腰肌乏力，形成恶性循环。

5. **脊柱活动受限** 一侧腰肌损伤时向同侧弯受限，一侧腰骶中韧带损伤时向对侧弯受限，中轴韧带如棘上及棘间韧带损伤时弯腰受限。小关节滑膜损伤后腰椎后伸可受限，因为后伸时关节间隙变窄，可挤压受损的滑膜致痛。当腰椎或腰骶关节病变时，腰椎前屈受限，其屈曲主要靠髋关节活动完成，即骨盆与腰椎同时前倾。骶髂关节病变时屈曲亦受限。

6. **脊柱畸形** 腰痛可致保护性腰椎侧弯或前后突畸形，而腰椎的畸形易导致腰痛，两者可互相影响。慢性腰痛者常有腰椎生理性前凸变浅，与腰背后伸肌力减退有关。

下腰痛的分目前尚无统一、明确的方案，根据我们的经验，分以下5类。

（1）腰及骶部纤维结缔组织损伤：部分纤维损伤为扭伤，整条韧带损伤为撕裂。①棘间与棘上韧带损伤；②腰部关节韧带：骶髂关节韧带损伤，腰骶关节扭伤，椎间关节扭伤；③腰背筋膜损伤。

（2）腰肌损伤：包括急性腰肌扭伤和慢性腰肌扭伤。

（3）椎间关节滑膜炎或滑膜嵌顿。

（4）先天性畸形及发育异常：①腰骶段隐性脊柱裂；②腰椎骶化或骶椎腰化及横突假关节形成；③小关节发育异常；④椎弓崩裂或脊柱滑脱；⑤第3腰椎横突综合征。

（5）静力性畸形：包括脊柱侧弯、骨盆倾斜、髋膝关节内或外翻、平足等，形成姿势性不平衡，亦可致软组织劳损。

四、防治要点

由于下腰痛的原因及诱因很多，有的原因尚不明确，故预防措施是综合性的，也是降低发病的根本方法。

1. 学习腰痛基本知识，对腰痛有正确的认识。

2. 在各种不同类别的工作中，应尽量保持正确的操作与体位，避免在一种固定的体位下长时间工作。

3. 增强体质，提高腰肌耐力，进行腰、腹肌锻炼和其他体育疗法。

4. 对急性或初发性软组织性腰痛，应及时治疗，防止拖延转变为慢性腰痛。

5. 遵守各项工作条例和制度，提倡劳逸结合，改进工作条件和防护设施。

腰椎间盘突出症

一、基本概念

腰椎间盘突出症是军事训练中较为常见的损伤，也是引起腰腿痛的最常见病因。其病理改变过程首先是由于外伤或劳损引发了椎间盘退行性变，然后因一次超重搬抬或举高重物，或因一次剧烈运动使纤维环部分或完全破坏，并连同髓核一起向外膨出压迫神经或脊髓，导致一系列的神经症状出现，称之为椎间盘突出症。

二、发病特点

腰椎间盘突出症是临床上常见的疾患。统计资料表明，腰痛在轻体力劳动者的发生率为53%，重劳动者为64%。腰痛患者有35%将发展为腰椎间盘突出症。本病约占门诊下腰痛患者的10% ~ 15%，占因腰腿痛住院者的25% ~ 40%。

军事训练导致的腰椎间盘突出症多见于入伍2 ~ 3年的士兵，80%为20 ~ 35岁之间，并多发生于炮兵、舟桥、坦克兵等兵种。腰椎各节段均可发生椎间盘突出症，但由于腰骶部活动度大，处于活动的脊柱与固定的骨盆交界处，承受的应力最大，椎间盘容易发生退变和损伤，故腰4、5椎间隙和骶5、骶1椎间隙发生最多，两者可占90%以上。临床上根据病理形态改变将腰椎间盘突出症分为膨出型、突出型、脱出型、游离型4种。

三、临床表现

剧烈的、突发的下腰痛，并伴有一侧或者双侧下肢放射性疼痛，一般应反射到膝关节以下的小腿外或后侧、足背、足趾等部位；咳嗽、打喷嚏、大便用力等加大腹部压力时，腰腿痛随之加重。

专科检查可见80% ~ 90%的伤者有脊柱侧弯及腰部正常前凸消失，这是一种自然的自身保护性代偿现象；直腿抬高试验阳性是其有力的诊断依据，X线检查可见脊柱侧弯、前凸消失，以及正位像可见腰椎间隙一边窄一边宽或侧位像腰椎间隙前窄后宽的影像学改变，这些均有助于腰椎间盘突出症的诊断。另外，CT、MRI检查结果可提供更有价值的辅助诊断，但须与临床专科检查相符合，否则意义不大，如无相应体征，其仅能提供警示、加强预防的信号。

四、防治要点

腰椎间盘突出症的预防应从平时做起，在全面提高身体素质的体能训练的基础上加强对腰背肌的力量及柔韧性训练。由于我军军事训练及考核大纲中涉及腰背肌的训练及考核科目极少，而与之对应的腹部肌肉的训练及考核课目却相对较多，这必将导致脊柱的不平衡、不稳定，并使腰椎前凸消失，这就形成了导致腰椎间盘退行性病变及腰椎间盘突出症发生的病理解剖学基础。为此，我们提出参训者可做"燕子飞"动作的腰背肌训练，即身体处于俯卧位并以腹部为支点，然后头肩上抬及双髋背伸，身体呈"燕子飞"状，每日2组次，每组次可根据个人情况定为20～50次不等，持之以恒，必然能最大限度地预防腰椎间盘突出症的发生。另外，在训练与作业中当急需高举或搬抬重物时，应强调采取先屈膝再发力的动作，克服直腿弯腰发力的不良习惯，此举也可减少腰椎间盘受损的机会。

80%～90%的腰椎间盘突出症患者不需要手术治疗，其中绝大多数通过以腰背肌功能为主的体能训练得以治愈，并可很快恢复常规训练。其他保守治疗的方法很多，但早期严格的卧床休息是重要的治疗手段，不应被忽视；局部理疗、牵引、中西医药物等治疗仅为辅助治疗。只有很少的脱出型及游离型腰椎间盘突出症需要手术治疗，特别是当症状进行性加重，出现下肢麻木、大小便功能障碍时，则必须尽快进行急诊手术治疗；另外保守治疗超过半年仍然不能恢复训练或长期反复发作者，也可考虑手术治疗。手术多采取椎板开窗摘除髓核及椎间盘的方法，手术安全可靠、疗效好，绝大多数术后3～6个月均能恢复常规训练。特别是近年来，我军部队医院针对腰椎间盘突出症的伤情及人群分布特征，大多采用经皮腰椎间盘镜的手术方法，该手术属微创技术，具有创伤轻、致残率低、复训率高的优点，应作为军事训练所致腰椎间盘突出症的首选手术方法。

肌腱炎、腱鞘炎及腱鞘囊肿

一、基本概念

肌腱及腱鞘炎系指肌腱及腱鞘因机械性摩擦而引起的慢性无菌性炎性改变。

肌腱炎：在军事训练过程中，由于局部肌腱的频繁活动及慢性劳损，造成腱组织发生局限性撕裂、淤血，进一步导致无菌性炎症，局部发生缺血、粘连、变性，从而引起疼痛症状，此即为肌腱炎。

腱鞘炎：军训中由于频繁活动引起过度摩擦，加之某些部位有骨性隆起或肌腱走行方向发生改变形成角度，加大了肌腱和腱鞘的机械摩擦力，这种机械性刺激使腱鞘在早期发生充血、水肿、渗出等无菌性炎症反应。反复损伤或迁延日久，则发生慢性纤维结缔组织增生、肥厚粘连等变化，腱鞘的厚度可由正常时的 0.1 cm 以内增厚至 0.2 ～ 0.3 cm。由于腱鞘增厚致使腱鞘狭窄，腱鞘与肌腱间亦可发生不同程度粘连，肌腱也发生变性、变形，呈现两端变粗的葫芦形，或受损部位组织增生变粗形成中间膨大，两端较细的纺锤形，有时腱鞘可发生软骨变性，此即为腱鞘炎。

腱鞘囊肿：腱鞘囊肿是指关节附近某些组织的黏液变性所形成的囊肿。它与滑囊完全不同。其发病原因尚不明确，可能是关节囊、韧带、腱鞘上的结缔组织因局部营养不良，发生退行性变而形成囊肿。腱鞘囊肿的囊壁为致密的纤维结缔组织，囊壁内无衬里细胞，囊内为无色透明胶冻样黏液，囊腔多为单房，也有多房者，囊肿与关节囊或腱鞘密切关联，有的囊腔与关节腔或腱鞘滑膜腔相通，有的则只是囊腔根部与之相连，并不相通。军事训练过程中发现的腱鞘囊肿部分与外伤有关。

二、发病特点

肌腱炎及腱鞘炎在临床上表现为局部疼痛，压痛及关节活动度受限等。腱鞘囊肿主要表现为局部肿块，缓慢发生或偶然发现，很少有疼痛。军事训练过程中常见的肌腱及腱鞘炎主要有肱二头肌长头肌腱炎、冈上肌肌腱炎、跟腱炎、桡侧腕伸肌肌腱周围炎、手指屈肌腱腱鞘炎、桡骨茎突狭窄性腱鞘炎等几种。

肌腱炎的发生一般有局部频繁活动引起过度摩擦及损伤等病史，多发生于肩部和足跟部。如肱二头肌长头肌腱炎和冈上肌肌腱炎在投弹训练中易出现，此类军事训练科目要求肩关节有较大范围的运动，且有较多的肩关节外展，上臂内旋动作，肱二头肌长头腱在肱骨结节间沟内易遭磨损，肩峰也易挤压、撞击通过肩峰前部的冈上肌，形成无菌性炎症而出现临床症状。跟腱炎的发生与踝关节频繁的屈伸动作使跟腱反复承受牵拉应力有关，患者多有大运动量跑跳等作训史，训练后未作适当、充分休息，出现症状。

腱鞘炎多无明显的外伤史，与训练中肌腱在肌鞘内长时间的过度摩擦损伤有关。多见于手指及腕部，有手指及腕关节过度屈伸运动病史，一般为慢性起病，军事训练中腱鞘炎急性起病者罕见。

腱鞘囊肿起病缓慢，患者常偶然发现局部肿物，或发现肿物后其生长缓慢，局部外伤史不明确；也有局部频繁活动后发生肿物者。

三、临床表现

肌腱及腱鞘炎、腱鞘囊肿根据临床症状及物理检查多能确诊，部分须配合X线检查，以排除其他疾病。

1. 肌腱炎　主要表现为受累肌无力，局部疼痛，肿胀不明显，该肌支配的关节活动受限。

肱二头肌长头肌腱炎的主要症状是肩部疼痛和肩关节活动受限，伴有肱二头肌肌力减弱。疼痛位于肩关节前面，可指向三角肌附着处或肱二头肌肌腹，夜间加剧，影响睡眠。检查可见结节间沟及其内的肱二头肌长头肌腱压痛，且使肱二头肌长头肌腱紧张的主动或被动动作，均可使疼痛加剧，如嘱患者抗阻力屈肘同时前臂旋后，在肱二头肌长头腱处出现剧烈疼痛，即叶加森征阳性，此即为本病的主要特征和诊断本病的主要依据。急性起病者常有外伤史，症状较重，有时又有不同程度肌痉挛，患者常用手托住患侧上肢于屈曲位，避免上臂旋转活动而加剧疼痛。慢性起病者病程较长，疼痛较轻，患者常能忍受疼痛，过多活动患肢或在遭受轻微外伤后症状可加重。症状严重者伴有关节活动受限，肩部后前位X线片常无明显异常。怀疑为本病时应常规摄肱骨结节间沟切线位X线片，以确定结节间沟有无不平整或增生性改变，部分患者可见结节间沟变窄、变浅，沟底或沟边有骨性增生。

冈上肌肌腱炎在临床上主要表现为肩峰部及上臂外侧疼痛，症状较重患者伴有肩关节活动受限，尤其是外展受限，检查可见肩峰下方有明显压痛，肩关节主动外展活动时有60°～120°的疼痛弧，即开始外展时无疼痛，达60°时开始疼痛，超越120°时疼痛又消失；而被动活动时疼痛明显减轻，甚至完全不痛。疼痛弧可作为诊断本病的主要依据。如用1%普鲁卡因10毫升做压痛点封闭，则上述症状体征暂时消失，此有助于肩与肩部其他疾患鉴别。肩部X线片一般无明显异常。少数较重者，可见肱骨大结节硬化或骨赘形成，或冈上肌钙化阴影。

跟腱炎主要表现为跟腱局部疼痛压痛，且腓肠肌、比目鱼肌及跖肌无力，踝关节主动跖屈力量减弱，主动、被动背伸均可加重跟腱部疼痛，症状较重者踝关节活动受限。足跟部X线片多正常。病史长者可见跟骨结节部，跟腱止点处骨赘形成，部分患者跟腱可见钙化影。

2. 腱鞘炎 主要表现为局限性疼痛，沿腱鞘处可触及结节状物，有时伴有弹响或绞锁症状。

手指屈肌腱腱鞘炎在早期表现为掌指关节掌侧局限性酸痛，晨起或作训后加重，活动稍受限，逐渐发展，疼痛可向腕部及手指远侧放射。具有典型症状的患者于患指掌骨头皮下可触及一结节状物，手指屈伸时可感到结节状物滑动及弹跳感，产生扳机样动作及弹响，俗称"扳机指"或"弹响指"。局部明显压痛。如狭窄严重时，可出现绞锁，手指多固定于伸直位不能屈曲或固定于屈曲位不能伸直。

桡骨茎突狭窄性腱鞘炎主要表现为桡骨茎突处局限性疼痛，疼痛可放射至手、肘或肩臂部，腕及拇指的活动可使疼痛加重，有时伸拇受限，桡骨茎突处有轻度肿胀，局部压痛且可触及豌豆大如软骨样硬度的结节，有时于拇指外展时可触到摩擦音，仅少数有弹响。当屈拇指并以其余四指将其按于掌心的同时将腕向尺侧偏斜，茎突处发生剧痛，此为本病特有的体征（Ecoff征阳性）。

桡侧腕伸肌肌腱周围炎临床上表现为：腕部或前臂背侧下段疼痛，腕部无力，活动时局部疼痛加剧。检查可见有轻度的腕上桡背侧斜条形肿胀，局部皮肤温度稍增高，有时可见皮肤发红、触摸局部有握雪感，主动活动拇指及腕部可触及明显的摩擦感，局部压痛明显，范围较广。少数症状严重者，有局部粘连，拇指及腕部功能受限。腱鞘炎患处局部X线片多无异常。

3. 腱鞘囊肿 腱鞘囊肿好发于腕背、腕掌面的桡侧，手的掌指关节附近的掌侧面，足背侧于足背动脉附近等处，亦见于膝及肘关节附近的肌腱和腱膜处。主要表现为局部肿块，肿块自小豆至乒乓球大小不等，呈半球形，光滑，压之有胀或痛感。肿块与皮肤无粘连，但与深处的组织附着，几乎无活动性，肿块多数张力大，有时被误为骨突，少数柔软。发生在腱膜内者可呈不规则的球形，发生在手掌远端的屈指肌腱腱鞘者，如米粒大，硬如软骨，手握物或按压时有疼痛。发生在腕掌侧或掌部的腱鞘囊肿，可压迫尺神经或正中神经，出现相应的感觉、运动障碍。囊肿局部并无异常。囊肿穿刺可抽吸到无色透明胶冻样黏液。

四、防治要点

军事训练过程中肌腱及腱鞘炎的发生与局部频繁活动、肌腱在腱鞘内长时间过度摩擦导致损伤有极大关系。

军事训练过程中所发生的肌腱及腱鞘炎的致病因素，主要有外来因素——即局部频繁活动，肌腱在腱鞘内长时间过度摩擦导致损伤；内在因素——即易发病部位的局部解剖结构。外来因素通过机体内在因素起作用，即导致上述六个易发病部位无菌性炎症的发生。因此对军训所致肌腱及腱鞘炎的预防主要还是病因预防，消除致病因素，其中主要还是外来致病因素的预防。主要预防措施有：

1. 加强该类军事训练伤防治的宣教，使广大官兵了解该类疾病发生的主要原因，增强预防意识，加强自我保护，以降低该类疾病的发生率。

2. 在军事训练中要按"循环训练法"的原则组织实施训练，避免持续大运动量的集中训练，此易导致局部过度活动、摩擦而致病。

3. 军事训练后，易发病部位应注意进行适当的整理活动，如放松活动、自我按摩、热敷等，使这些部位进行主动休息，可有效避免发生该类疾病。

4. 注意军训中身体易发病部位的姿势，减少对肌腱及腱鞘的机械性摩擦，如避免肩关节过度外展活动等。

肌纤维组织炎

一、基本概念

肌纤维组织炎又称肌筋膜炎或肌肉风湿病，是指发生于肌筋膜组织的慢性无菌性炎症。本病的好发部位依次为腰部、背部、骶髂部、髂嵴部、颈肩部。身体富有白色纤维的组织（如筋膜、腱鞘、肌膜、韧带、肌腱、骨膜和皮下组织等），易患本病。发生本病后，这些组织出现水肿、纤维蛋白渗出等无菌性炎性改变。随着无菌性炎症产生的炎症介质刺激局部的神经末梢而疼痛，后纤维蛋白变性造成粘连，可形成肌筋膜结节。

根据发病原因可分为原发性纤维组织炎和继发性纤维组织炎两种。原发性纤维组织炎病因尚不明确，常见于受风寒湿冷侵袭或病灶感染后，继发性纤维组织炎则多与损伤、感染、风湿热或寄生虫感染有关。目前有认为本病是免疫性疾病的倾向。

二、发病特点

在军事训练中，肌纤维组织炎的发生与作训环境条件有密切关系，长期在坑道、水上等寒冷、潮湿环境下作训者，本病的发生率明显高于其他环境条件下作训者。另外，超负荷训练造成的急慢性损伤亦可导致本病发生。该病有训练前疼痛，训练时减轻、缓解，但训练后症状加重的病情变化特点。

三、临床表现

患部肤色、肤温基本正常，局部疼痛，皮肤感觉麻木，压痛不明显，且压痛范围较局限，肌肉可轻度萎缩，有时可触到筋膜结节，重压有酸痛感。肌筋膜炎在臀部的压痛点有时会反射到坐骨神经分布区，出现臀部疼痛和下肢疼痛，此时应注意与腰椎间盘突出症相鉴别。用普鲁卡因做压痛点局部封闭后，若臀部疼痛和腿痛均减轻或消失，则表明臀部肌筋膜炎为原发病变。若臀部疼痛减轻或消失而腿痛无改变，则为神经根病变或坐骨神经病变所引起的放射痛，为腰椎间盘突出症或坐骨神经痛的症状之一。本病好发部位的X线片多无异常，化验检查一般在正常范围内，抗"O"、血沉两项指标正常或稍高。

四、防治要点

本病分为原发性和继发性两种。原发性肌纤维组织炎病因不明，但与遭受寒冷、潮湿长期刺激有关，因此预防措施主要是在寒湿环境条件下，避免长时间连续作业，注意防潮、保暖；另外需加强锻炼，增强机体免疫能力。对于超负荷训练引起本病者，应调整训练强度及频度，按"循环训练法"的要求进行训练。对于继发性肌纤维组织炎，预防原发病发生即可。

滑 囊 炎

一、基本概念

滑囊又称滑液囊、滑膜囊或黏液囊，为一结缔组织扁囊，少数与关节相通，多数独立存在。大小由直径几毫米到几厘米。滑囊壁分为两层，外层为薄而致密的纤维结缔组织，内层为滑膜内皮细胞，有分泌滑液的功能。囊腔为裂隙状，内含少量滑液。滑囊多存在于体内坚韧结构的两个摩擦面之间，有促进润滑、减少摩擦、增加运动灵活性的功能。人体滑囊的数目很多，一部分称为恒定滑囊，人人皆有，如尺骨鹰嘴滑囊；另一部分称为附加滑囊，是为了适应生理和病理的需要而继发的，如跟腱后滑囊等。滑囊炎根据其病因和性质，可分为创伤性滑囊炎、化脓性滑囊炎等多种。军事训练所致滑囊炎多指创伤性慢性滑囊炎，是因长期反复摩擦、压迫导致的滑囊的无菌性炎症。此类滑囊炎的主要症状为局部肿块和疼痛，少数伴有功能受限。当滑囊受到过分的摩擦和挤压时，滑囊壁发生轻度的无菌性炎症反应，滑液分泌增多，同时液体渗出使滑囊膨大，急性期囊内积液为血性，以后呈黄色，至慢性期则为正常黏液。随病程进展，出现囊壁水肿、肥厚或纤维化，滑膜增生呈绒毛状，有的囊底或肌腱内有钙质沉着，影响关节功能。

二、发病特点

滑囊炎可发生于全身多个部位，军事训练过程中常见的滑囊炎有肩峰下滑囊炎，尺骨鹰嘴滑囊炎，鹅足滑囊炎及跟后滑囊炎，多有与作训课目有关的局部长期反复摩擦损伤史。肩峰下滑囊炎多见于投弹训练与单、双杠器械训练；尺骨鹰嘴滑囊炎多见于匍匐前进训练；骑兵中多见鹅足滑囊炎；经过长途急行军或越野跑可发生跟后滑囊炎；另外，穿不合脚的作训鞋也易导致跟后滑囊炎。

三、临床表现

主要表现为局部肿块、疼痛，肿块的硬度及界限与囊内压、疼痛轻重及部位有关。各部位滑囊炎的临床表现具有各自的特点，一般根据症状、体征及物理检查可明确诊断。

肩峰下滑囊炎表现为肩部疼痛，局部压痛和运动受限。疼痛位于肩部深处，常累及三角肌止点，亦可向肩胛部、颈、手等处放射。肩峰下有压痛，若滑囊肿胀，则整个肩部均有压痛。随着滑囊壁的增厚、粘连，可出现肩关节活动受限。肩部X线片一般无异常。病程长者可见钙化影。

尺骨鹰嘴滑囊炎在临床上仅见尺骨鹰嘴部皮下囊性肿物，直径为2～4 cm，有轻微压痛，一般无疼痛及肘关节功能障碍。

鹅足滑囊多表现为膝关节内侧疼痛，局部有肿块，大小不等，有3～10 cm大小。易与慢性关节炎、内侧半月板损伤、内侧副韧带损伤等相混淆而致误诊。膝关节X线片无异常。滑囊穿刺有助于诊断。

跟后滑囊炎主要表现为跟部疼痛及肿胀。如系跟腱后滑囊炎，则皮下局部性隆起显著，易触及，压痛明显，走路时疼痛加重。于跟腱附着点的上方有压痛。在跟骨后滑囊炎，踝关节的侧位X线片可见其后方的透亮三角区消失或不清晰，偶可见钙化点，有时可见跟后上角变尖。

四、防治要点

军事训练过程中常见滑囊炎的预防主要是针对病因进行预防。上述几种常见滑囊炎主要系慢性创伤所致的滑囊无菌性炎症，在军事训练过程中只有避免或减少慢性创伤，才能有效地预防滑囊炎的发生。

1. 增加必要的局部保护，避免局部直接遭受挤压与摩擦。如佩戴护肘等护具，可有效地减少尺骨鹰嘴部滑囊炎的发生；穿合脚的作训鞋或穿较厚的袜子保护，可避免跟后部遭受机械挤压、摩擦，从而减少跟后滑囊炎的发生。

2. 不宜随意增加训练强度，使机体承受超负荷训练而无法得到有效的休息，过度的活动亦易致本病的发生。应按照"循环训练法"的要求，逐渐增加训练强度与频度。

3. 大强度训练之后，应积极进行适当的放松整理活动，使易发病部位得到主动休息。如军事训练后进行自我按摩肩部，使肌肉放松，局部压力减小，滑囊不受挤压与摩擦。

4. 加强防伤宣教，增加参训人员的自我保护意识，可有效降低本病的发生率。

第三节　器官损伤

运动性尿异常

一、基本概念

运动性尿异常是指参训者在训练后所出现的一过性血尿、蛋白尿、血红蛋白尿现象，而且经详细的体检和辅助检查，均未发现泌尿系统的器质性病理改变。多发生于高强度训练后与考核阶段。

二、发病特点

运动性尿异常多发生于长途武装奔袭和强度较大的体能训练等军事训练后。

1. **运动性血尿的主要原因**　可分为创伤性和非创伤性：①创伤可引起肾脏和膀胱出血，在跑跳时由于踏跳力量较大，使肾脏上下过度移动，肾脏及膀胱后壁受反复撞击，同时腰部猛烈屈曲和伸展，使肾脏受挤压，肾血管被牵扯或扭曲，因而引起肾脏组织或血管的微细损伤而出现血尿。②与短时间内承受的运动负荷量或训练强度加大过快有直接的关系，导致肾脏组织的缺血、缺氧和血管壁的营养障碍，从而出现红细胞外溢。③训练中肾脏的位置随反复重力作用的下移，使肾静脉与下腔静脉之间的角度变锐，可发生两静脉交叉处扭曲，引起肾静脉压增加，也可出现红细胞外漏，发生运动性血尿。

2. 运动性蛋白尿的主要原因　主要与有些个体的肾脏机能状态对训练存在着适应性不良有密切的关系，其中包括肾脏对酸性代谢产物的刺激、肾血管收缩造成缺血、肾组织结构和肾小球毛细血管壁电荷的变化以及对一过性急性损害等耐受能力偏低明显相关。

3. 运动性血红蛋白尿的主要原因　主要与足底部压力引起血管内红细胞的机械性破裂有关，是一种良性自限性血管内溶血所造成的，往往需要较大的训练强度才能诱发，但其个体差异也很大；另外也与训练场的地面硬度相关，硬地上超负荷训练则易于发生；也有仅在考核时出现，而在平常训练不出现的现象。

三、临床表现

1. 运动后突然出现血尿、蛋白尿、血红蛋白尿，其程度与运动量呈一致关系。

2. 尿异常不伴其他症状和体征，少数可以出现乏力、头晕、肢体酸困感、腰痛等症状。

3. 血生化、肾功能及X线检查均正常。

4. 尿异常一般在运动后数天内即消失。

5. 为自限的良性过程，预后良好。

四、防治要点

1. 强调实施全面提高综合身体素质的训练，以增强机体适应代偿能力。

2. 克服过度训练，并避免在过硬场地上进行长时间超负荷的跑跳训练。

3. 在训练及考核时应注意及时补充饮水。

4. 一旦出现异常尿，应暂停训练，并尽早进行检查诊治。对无特异性主诉的镜下血尿和蛋白尿者无须特殊治疗，通常休息3～7天后血尿和蛋白尿就会消失；另外血红蛋白尿呈褐色，突然出现，继而变浅，一般无全身症状，多于6～12小时内自行消失自愈。

运动性猝死

一、基本概念

运动性猝死是指与运动有关猝死的简称。运动性猝死的定义，目前尚无完全一致的标准。我国学者认为，运动中或运动后症状出现30秒内死亡称为即刻死亡，症状出现后24小时内死亡称为猝死。根据WHO有关材料，有或无症状的训练和进行体育锻炼者在运动中或运动后24小时内意外死亡称为运动性猝死。

二、发病特点

运动性猝死发生迅速，与运动强度和运动持续时间有一定关系。女性运动性猝死的发生率大大低于男性，多见于30岁以下男性，以15～20岁最为多见。运动性猝死一般分为心源性猝死和脑源性猝死两种。

1. **心源性猝死**　占全部病例的70%～80%。病因为：①先天性心血管结构异常；②肥大性心肌病（是35岁以下年轻运动者猝死的主要原因）；③主动脉及其瓣膜疾病；④传导异常；⑤冠状动脉粥样硬化（40岁以上心源性运动猝死几乎全部由冠心病引起）。

2. **脑源性猝死**　发生率为6%～17%。导致脑源性猝死的基础疾病有脑血管畸形、动脉瘤或高血压、动脉硬化等。剧烈运动引起的血压急剧升高和大量出汗导致的血液浓缩可能是缺血性脑卒中和脑血管破裂的诱因。

另外过度训练、过度紧张、镁缺乏、心理应激者；高温、低温及高湿度等恶劣气候环境；体重超重尤其是肥胖者；免疫低下者；熬夜、饮酒、抽烟等不良生活习惯者均易诱发运动性猝死。

三、临床表现

猝死过程自发，意外发生，进展迅速。患者从发病到死亡一般在几十秒、几分钟之内，这是其最重要的特征。发病呈现一定的生物节律性，每天上午9～11时（或醒后3小时）是高发时段；每周一发生猝死者较多。

运动性猝死者偶有训练中发生晕厥、心绞痛、胸闷、胸部压迫感、眩晕、头痛、极度疲乏等症状者，应引起足够重视。

四、防治要点

1. 加强对参训人员进行运动性猝死防治知识的普及教育，形成群防自防的良好氛围。

2. 训练或比赛前严格体检：包括询问现病史和既往病史、家族病史、体格检查和辅助检查结果。特别是对心血管系统的监测，包括心电图、超声心动图等，对高危者应进行心脏负荷试验、运动心电图检查等，以排除心血管异常的潜在疾患。对于既往有心脏病史、有年轻猝死家族史、听诊有心律失常、心脏瓣膜有杂音，心脏的电生理有异常改变，有晕厥、抽搐、癫痫发作史者，应划为高危人群。

3. 密切观察运动时或运动后出现的症状：如对运动中出现的胸闷、胸痛、胸部压迫感、头痛和极度疲乏等症状要引起足够的重视，特别对运动中出现晕厥的病例，要全面系统地检查。

4. 在高强度训练及达标考核后，部队卫生职能部门要加大医学监督，这样不但能及时进行相应处治，预防猝死的发生，还能为抢救赢得时机。

5. 在训练期间，要克服熬夜、饮酒、抽烟等不良生活习惯，减少运动性猝死的发生几率。

6. 遵守科学训练、训练卫生和病后恢复训练的原则：全面训练应遵守循序渐进、系统性、个体性和量力而行的科学原则，保持良好的精神状态，避免情绪激动和过度紧张，参训者应根据身体状况选择适宜的运动项目和运动强度，大病初愈者应避免参加剧烈运动。

7. 加强非医务人员心肺复苏训练。从统计资料来看，目击者能立即施行心肺复苏术和尽早除颤是避免生物学死亡的关键。

（1）现场紧急救治：一旦运动性猝死发生，应立即采取"赤手空拳"快速除颤，即手握空心拳头，在患者心前区锤击2次，如无反应，则可再锤击2～3次；往往可以达到起死回生的效果。

（2）胸外心脏按压：首先确定按压部位为胸骨中、下段1/3交界处，其次使用正确的按压方法，即向下用力按压，力量均匀、有节律，频率不低于100次/分，按压时胸骨下陷，成年人为不少于5 cm。

（3）打开气道：采用仰头举颏法。

（4）建立人工呼吸：采用口对口人工呼吸法。

（5）心脏按压与吹气的配合：按压30次，连续吹2口气；做5个循环后判断生命体征。

中　暑

一、基本概念

中暑是人体在高温环境下，由于热平衡和（或）水盐代谢紊乱而引起的以中枢神经系统和（或）循环系统障碍为主要表现的急性疾病，是热应激症候群的总称或俗称。

根据GBZ41-2002《职业性中暑诊断标准》（适用于从事生产劳动、体育竞赛和军事训练时所发生的中暑），中暑可以分为中暑先兆和中暑；中暑根据症状又可以分为轻症中暑和重症中暑。

二、发病特点

中暑是部队夏季军事训练中的一种常见器官损伤，是体内温度超过40℃，导致中枢神经功能失调的一种严重的症状。也有人定义为在高温（34℃以上）或强辐射环境下，由于体温调节失衡和水盐代谢紊乱产生的以心血管和中枢神经系统功能障碍为临床表现特点的急性疾病。中暑在军事训练伤分类中属于器官损伤。

任何导致机体热负荷增加或散热机能发生障碍的因素，均可诱发中暑。主要因素有：①产热增加；②热适应差；③散热障碍。

三、临床表现

中暑的症状多样，通常包括：体温急剧升高（口温＞39.5℃），皮肤红、热、干（无汗），脉搏急促有力，搏动性头痛、头晕，意识模糊、意识丧失甚至死亡。先兆中暑表现为头晕、乏力、胸闷、口渴；轻症中暑表现为潮热无汗、体温上升；重症中暑多表现为意识障碍、器官衰竭，分为热痉挛、热衰竭、热射病三种类型。热痉挛主要伴有严重的肌肉痉挛与收缩痛，多见于青年官兵；热衰竭主要伴有眩晕昏倒，脉搏弱、血压低，多见于中年军官；热射病主要伴有高热无汗，嗜睡、昏迷及器官衰竭表现，多见于新兵。

四、防治要点

1. 发现先兆中暑者，立即将其移至阴凉通风处，解开衣扣，将患者双脚抬高；采取冷敷、凉毛巾反复擦拭额部、腋部及大腿根部，少量多次饮水，用力扇风直至体温降至38.5℃以下。必要时送医院救治。

2. 根据季节和地域特点合理安排训练，夏季应错开最热的时段训练。

3. 单位训练间隔时间至少10分钟，并适当延长午休时间，以保证睡眠。

4. 进行热习服的适应训练，并逐步提高训练强度和驻留时间，以降低机体热应激反应的程度。

5. 训练前应多饮水，不要等有口渴感后再饮水。训练或作业前饮水500～1000毫升。适当补充低盐饮料；注意补充蛋白质、维生素B_1、维生素B_2和维生素C，选择清热解暑食品，如苦瓜、苦菜等苦味食物，多吃水果，忌暴饮暴食。

6. 不要认为中暑只在环境温度高于34℃的情况下发生，在低于34℃、湿度大的环境中，亦可中暑。

7. 军事训练结束后，还应警惕和预防迟发性中暑的发生。

8. 应特别警惕"横纹肌溶解综合征"的发生，注意尿量及尿的颜色。

9. 须重点加强对新兵、新毕业的军队及地方院校学员的监护。

第九章
常见意外与伤害应对措施

第一节　意外病症应急处理

晕厥

一、概述

晕厥又称昏厥，是一种突发而短暂的意识丧失，系由一过性大脑缺血所致。一般情况下，多数患者在病情发作后，随着机体血液循环功能的改善，脑部有了较多的血液供应后，仅数秒或数分钟其症状会自然消失。

二、临床表现

引起晕厥的原因很多，在临床上最常见的大致有以下几种：

1. 体位性低血压晕厥：突然改变体位，如平卧时突然从床上坐起，或久蹲而突然站起，容易发生晕厥。

2. 血管神经性晕厥：常见于体质较差的青年女性。情绪紧张、气候闷热、局部疼痛、疲劳、恐惧、饥饿等均可诱发。

3. 心源性晕厥：是由于心脏疾病引起的心排血量减少或排血暂停，

导致脑部缺血而发生的晕厥。

4. 脑源性晕厥：患有高血压、脑动脉硬化、肾炎、妊娠中毒症等疾病时，血压突然升高，脑血管强烈收缩、痉挛和脑水肿，导致脑缺氧而发生晕厥。

三、处理措施

发生晕厥时，不要慌张，最简便的现场急救办法是让患者立即平卧或者使其头部稍低于脚部的体位。这样，可使脑部的供血得到改善。同时，要及时开窗使空气流通，及时解开患者衣领、腰带，以保持呼吸道畅通。有低血糖者，可喂糖水或静脉注射葡萄糖溶液。还可

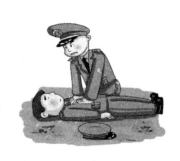

用手指按患者人中穴，用针刺人中、合谷、百会等穴位，促使苏醒。

有晕厥症状的患者应做好预防工作。平时要适当参加一些力所能及的体育活动，增强体质，提高对体位改变和情绪变化的耐受性。容易发生血管神经性晕厥的患者，应避免站立过久、疲劳过度、局部疼痛、恐惧、焦虑、饥饿等，变动体位时动作要尽量缓慢，以免脑部暂时缺血。

晕厥是严重的症状，应到医院进行仔细检查，明确病因和进行治疗。

晕动病

一、概述

晕动病是汽车、轮船或飞机运动时所产生的颠簸、摇摆或旋转等任

何形式的加速运动，刺激人体的前庭神经而发生的疾病。由于运输工具不同，可分别称为晕车病、晕船病、晕机病以及宇宙晕动病。

二、主要症状

本病常在乘车、航海、飞行和其他运行数分钟至数小时后发生。初时感觉上腹不适，继而出现恶心、面色苍白、出冷汗，旋即有眩晕、精神抑郁、唾液分泌增多和呕吐。可有血压下降、呼吸深而慢、眼球震颤。严重呕吐者可引起脱水和电解质紊乱。症状一般在停止运行或减速后数十分钟和几小时内消失或减轻。

确切地讲，晕动病不是真正的疾病，与通常意义上的疾病不同，它仅仅是敏感机体对超限刺激的应急反应。

三、防治措施

1. 行前勿饥饱：乘坐交通工具时不宜空腹或过饱。吃七八分饱，最好吃些易消化、含脂肪少的食物和水果，尤其不能吃高蛋白和高脂肪食品。

2. 座位选择好：旅行时坐到车内的前座，尽量坐比较平稳且与行驶方向一致的座位。

3. 不要阅书报：在交通行进间，头部适当固定，避免过度摆动，最好闭目养神或睡眠。千万不要阅读字迹太小的书报杂志。

4. 空气要新鲜：将车窗打开，保持空气的流通。还可以带一些清新空气的芳香水果（如柑橘）和薄荷油，当觉得头晕时，放在鼻子底下嗅或将油涂在太阳穴上，也有意想不到的效果。

5. 腰带要束紧：上车前将腰带束紧，防止内脏过分在体内游动，有助于预防晕车病发生。服用维生素：旅行前 1 小时，服用维生素 B_6 100 毫克；2 小时以后，再服用 100 毫克，它可以缓解恶心症状。

6. 生姜可止呕：将姜片贴在肚脐及手腕内关穴上，外面用伤湿止痛膏固定，此疗法经广泛试用，对晕车带来的恶心有极佳的疗效。

7. 服用晕车药：在上车前，服用眩晕宁、乘晕宁或者扑尔敏等药物。正确的使用方法是：在出发前半小时至一小时空腹服药，以缩短药物在胃内的排空时间，使药物尽快到达肠道吸收以发挥疗效。

洗澡晕倒

一、概述

洗澡是一件十分舒服的事，它可以消除疲劳，增进健康。但是，有的人在洗澡时常会出现心慌、头晕、四肢乏力等现象。严重时会跌倒在浴室，产生外伤。这种现象也叫"晕堂"，是洗澡时水蒸气使皮肤毛细血管开放，血液集中到皮肤，影响全身血液循环引起的。也可因洗澡前数小时未进餐、血糖过低引起。

二、洗澡时突然晕倒的原因

1. 长时间在一个相对封闭的空间内洗澡，新鲜空气不断减少。

2. 洗澡前数小时未进餐，血糖过低或过度劳累。

3. 人一下子进入热水中，会反射性地引起心跳加快，血压在短时间内骤然升高。随后，又由于过热的水使全身血管扩张，血压逐渐下降，且大量血液滞留在外周血管，使大脑和心脏等重要器官的血液供应减少，从而发生心慌、头晕等症状。

三、急救措施

洗澡时突然晕倒，症状轻重不一，急救措施也应对症采取。

1. 症状较轻　如只是出现心慌、头晕、四肢乏力现象，不必惊慌，只要立即叫人帮助，离开浴室躺下（注意：不要扶着患者走，因为这时患者处于低血压状态，站立会使脑缺血进一步加剧），放松休息，并喝一杯热水，慢慢就会恢复正常。

2. 症状较重　如果患者失去知觉，应立即将其平抬出浴室，以脱离低氧环境，出浴室后应让患者保持平卧，最好不垫枕头，用身边可取到的书报、衣服等把腿垫高，使腿与地面约成20°角，让心脏血液集中供给头部，待稍微好一点后，喂些热糖水或热茶，把窗户打开通风，用冷毛巾擦全身，从颜面擦到脚趾，然后穿上衣服，头向窗口，身体就会逐渐得到恢复。

3. 如病情不见好转　则应考虑是否发生脑出血、心肌梗死等，需要立即拨打120，呼请急救医生到现场急救。

四、预防六要点

1. 不要在饥饿时洗澡。洗浴前后最好饮用些含有钠、钾离子的饮料或含糖淡盐水。

2. 要掌握好沐浴的温度。最理想的浴水温度在37 ～ 40℃之间。

3. 洗澡时间不宜过长。盆浴不超过20分钟，淋浴10 ～ 15分钟即可。

4. 特殊人群不要单独洗澡。有心脑血管疾病、糖尿病、颈椎病、体质虚弱和大病初愈者及儿童，洗浴时最好有专人陪护。酒醉后不要马上洗澡，否则容易发生"晕堂"，还容易发生烫伤、溺水等意外。

5. 洗浴完毕后起身动作不能过快过猛。

6. 浴室内安装换气风扇，洗澡时禁忌吸烟，洗完后立即离开浴室。

小腿抽筋

一、概述

小腿抽筋医学上叫肌肉痉挛，是一种肌肉自发的强直性收缩。发生在小腿和脚趾的肌肉痉挛最常见，发作时疼痛难忍，尤其是半夜抽筋时往往把人痛醒，长时间不能止痛，且影响睡眠。

二、抽筋原因

1. **寒冷刺激** 如冬天在寒冷的环境中锻炼，准备活动不充分；夏天游泳水温较低，都容易引起腿抽筋。晚上睡觉没盖好被子，小腿肌肉受寒冷刺激，会痉挛得让人疼醒。

2. **肌肉连续收缩过快** 剧烈运动时，全身处于紧张状态，腿部肌肉收缩过快，放松的时间太短，局部代谢产物乳酸增多，肌肉的收缩与放松难以协调，从而引起小腿肌肉痉挛。

3. **出汗过多** 运动时间长，运动量大，出汗多，又没有及时补充盐分，体内液体和电解质大量丢失，代谢废物堆积，肌肉局部的血液循环不好，也容易发生痉挛。

4. **疲劳过度** 当长途旅行、爬山、登高时，小腿肌肉最容易发生疲劳。因为每一次登高，都是一只脚支持全身重量，这条腿的肌肉提起脚所需的力量将是人体重量的六倍，当它疲劳到一定程度时，就会发生痉挛。

5. **缺钙** 在肌肉收缩过程中，钙离子起着重要作用。当血液中钙离子浓度太低时，肌肉容易兴奋而痉挛。青少年生长发育迅速，很容易缺钙，因此就常发生腿部抽筋。

6. 睡眠姿势不正确　如长时间仰卧，使被子压在脚面，或长时间俯卧，使脚面抵在床铺上，迫使小腿某些肌肉长时间处于绝对放松状态引起肌肉"被动挛缩"。

三、处理方法

当发生抽筋时，只要据"反其道而行之"，即朝其作用力相反的方向扳脚趾并坚持1～2分钟以上，即可收效。也就是说，出现腿抽筋时可以立即采取的最佳对策是轻轻拉伸绷紧的肌肉。

1. 平时一旦发生腿抽筋，可以马上用手抓住抽筋一侧的大脚拇趾，然后慢慢将脚掌向自己方向拉，这样可拉伸腓肠肌。再慢慢伸直脚，然后用力伸腿，小腿肌肉就不抽筋了；或用双手使劲按摩小腿肚子，也能见效。

2. 身体前靠在墙上，脚后跟着地。如果仅站立，然后将体重集中由发生抽筋的腿支撑也有所帮助，但是应当小心摔倒，如果旁边有人可以帮忙的话就更好一些。温暖（使用电热毯或温水但不能用开水）或按摩腿部和足部也有助于肌肉放松，不过最好先试试拉伸肌肉。

3. 如果在游泳过程中发生小腿抽筋，千万不要惊慌失措，以至呛水致使抽筋加剧。发生抽筋时应大声呼救并与前来救援的人主动配合安全出水，决不能紧抱救援者不放而导致双双发生意外。游泳时抽筋也可主动进行自救，在江河湖海中游泳时更应如此。抽筋的自救一般采用拉长痉挛肌肉的方法，当痉挛的肌肉被外力牵拉伸长到一定程度后抽筋一般即可解除。如小腿、足趾或腿后群肌抽筋，游泳者可先吸一口气，使身体仰浮水面，用抽筋肢体对侧的手握住抽筋肢体的脚趾，用力向身体方向拉，同时用同侧的手掌压在抽筋肢体的膝盖上，帮助抽筋腿伸直，一般即可缓解；反之，大腿前部的肌群抽筋则应用手握紧踝关节向臀部方向拉，使膝关节前部肌群拉长而缓解；如手指抽筋，可先用力握拳，再用力张开，迅速反复几次后一般即可解除。游泳发生抽筋，缓解后也不要再继续游泳，否则易再次抽筋出现意外。应即上岸及时擦干身体休息，注意保暖，对仍觉疼痛的部位可做适当的按摩使之进一步缓解。

鼻 出 血

一、概述

鼻出血既是鼻腔疾病常见的症状之一，也是一些全身疾病症状之一，但以前者为多见。日常生活当中，经常会遇到大人或孩子突然流鼻血，一看到流血，大家都很紧张，不知该怎么办。

二、处理方法

（一）正确的处理方法

1. 不要紧张，头稍向前倾。

2. 解开纽扣，全身放松。

3. 用手尽快捏住两侧鼻翼，向中间尽量捏紧，用口呼吸。因为鼻出血的部位多在鼻中隔前下方的易出血区。

4. 可用冰块或冷的湿毛巾敷在额头或在鼻梁上方。

5. 如果有血流到嘴里，应吐出，千万不要咽下，以免引起胃部不适。

6. 大量出血患者鼻腔可用丝线栓牢的纱条填塞，尽量避免打喷嚏，以防填塞的纱条松动或血管破裂发生再出血，可做深呼吸加以制止。

7. 避免碰撞及过度用力，以防压力增高引起再出血。

8. 若鼻腔填塞后仍有出血应住院治疗。送院期间经常注意后鼻孔纱球丝线的牢度，有无松动、折断，不要擅自松动固定的丝线。

（二）错误的处理方法

1. 立即平卧。

2. 把头仰起来，不让血从鼻孔流出来或咽下。

3. 把纸或棉花卷成卷或团，塞在鼻孔内，而不应把鼻翼捏紧。

（三）预防措施

1. 养成良好的卫生习惯，不要用手指挖鼻。

2. 如果鼻腔感觉干燥，可用涂有金霉素软膏或液状石蜡的棉签涂抹鼻腔，使鼻腔滋润。

3. 防止鼻部受伤。

4. 不吸烟、喝酒，少吃辣椒等刺激性食物。

5. 多喝水，多吃新鲜蔬菜水果，保持大便通畅。

6. 鼻出血停止后，不要用手去剥粘在鼻腔里的血痂，以防止再次出血。

第二节　意外事件应急处理

煤气中毒

一、概述

煤气中毒主要指一氧化碳、液化石油气、管道煤气、天然气中毒，前者多见于冬天用煤炉取暖，门窗紧闭，排烟不良时，后者常见于液化灶具漏泄或煤气管道漏泄等。煤气中毒时患者最初感觉为头痛、头昏、恶心、呕吐、软弱无力，当他意识到中毒时，常挣扎下床开门、开窗，但一般仅有少数人能打开门，大部分患者迅速发生抽筋、昏迷，两颊、前胸皮肤及口唇呈樱桃红色，如救治不及时，可很快呼吸抑制而死亡。

二、分型及临床表现

煤气中毒依其吸入空气中所含一氧化碳的浓度、中毒时间的长短，常分三型。

1. 轻型中毒 时间短，血液中碳氧血红蛋白为10% ~ 20%，表现为中毒的早期症状，头痛、眩晕、心悸、恶心、呕吐、四肢无力，甚至出现短暂的昏厥，一般意识尚清醒，吸入新鲜空气，脱离中毒环境后，症状迅速消失，一般不留后遗症。

2. 中型中毒 时间稍长，血液中碳氧血红蛋白占30% ~ 40%。在轻型症状的基础上，可出现多汗、烦躁、走路不稳、皮肤苍白、意识模糊、困倦乏力、虚脱或昏迷等症状，皮肤和黏膜呈现煤气中毒特有的樱桃红色。如抢救及时，可迅速清醒，数天内完全恢复，一般无后遗症状。

3. 重型中毒 发现时间过晚，吸入煤气过多，或在短时间内吸入高浓度的一氧化碳，血液碳氧血红蛋白浓度常在50%以上，患者呈现深度昏迷，各种反射消失，大小便失禁，四肢厥冷，血压下降，呼吸急促，会很快死亡。一般昏迷时间越长，预后越严重，常留有痴呆、记忆力和理解力减退、肢体瘫痪等后遗症。特别是在夜间睡眠中引起中毒，日上三竿才被发觉，此时多已意识不清，牙关紧闭，全身抽动，大小便失禁，颜面和口唇呈现樱红色，呼吸脉搏增快，血压上升，心律不齐，肺部有啰音，体温可能上升。极度危重者，持续深度昏迷，脉细弱，不规则呼吸，血压下降，也可出现高热40℃，此时生命垂危，死亡率高。即使有幸未死，遗留严重的后遗症如痴呆、瘫痪，丧失工作、生活能力。

三、急救措施

1. 应尽快让患者离开中毒环境，转移至户外开阔通风处，并立即打开门窗，流通空气（警告：在保证中毒环境空气流通前，禁止使用易产生明火、电火花的设备，如电灯、电话、手机、电视、燃气灶、手电筒、蜡烛等，防止一氧化碳浓度过高遇明火发生爆炸）。

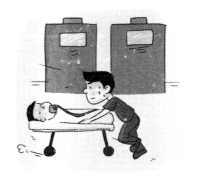

2. 呼叫120急救服务，急救医生到现场救治患者。

3. 松解衣扣，保持呼吸道通畅，清除口鼻分泌物，保证患者有自主呼吸，充分给以氧气吸入。

4. 患者应安静休息，避免活动后加重心、肺负担及增加氧的消耗量。

5. 意识不清的中毒患者必须尽快抬出中毒环境，在最短的时间内，检查患者呼吸、脉搏、血压情况，根据这些情况进行紧急处理。

6. 若呼吸心跳停止，应立即进行人工呼吸和心脏按压。

7. 病情稳定后，尽快将患者护送到医院进一步检查治疗（警告：即使患者中毒程度较轻脱离危险，或症状较轻，也应尽快到医院检查，进行注射葡萄糖、维生素C，吸氧等治疗，减少后遗症危险。切记避免因一时脱离危险而麻痹大意，不去医院诊治导致出现记忆力衰退、痴呆等严重后遗症）。

8. 争取尽早进行高压氧舱治疗，减少后遗症。即使是轻度、中度中毒，也应进行高压氧舱治疗。

触 电

一、概述

当一定电流或电能量（静电）通过人体引起损伤、功能障碍甚至死亡，称为电击伤，俗称触电。雷击也是一种电击伤。通常人们遇到的电击多数是220伏的民用电或380伏的工业用电，而不是高压电。多由于误触电源、带电导体、雷电及各种家用电器设备使用不当所致。触电可导致生命危险，恰当的现场应急处置，对挽救生命具有重要意义。

二、处理措施

（一）脱离电源

当发现有人触电，不要惊慌，首先要尽快切断电源。脱离电源的方法，应根据现场具体条件，果断采取适当的方法和措施，一般有以下几种方法和措施：

1. 如果开关或按钮距离触电地点很近，应迅速拉开开关，切断电源。并应准备充足照明，以便进行抢救。

2. 如果开关距离触电地点很远，可用绝缘手钳或用干燥木柄的斧、刀、铁锹等把电线切断。

注意：应切断电源侧（即来电侧）的电线，且切断的电线不可触及人体。

3. 当导线搭在触电人身上或压在身下时，可用干燥的木棒、木板、竹竿或其他带有绝缘柄（手握绝缘柄）工具，迅速将电线挑开。

注意：千万不能使用任何金属棒或湿的东西去挑电线，以免救护人触电。

4. 如果触电人的衣服是干燥的，而且不是紧缠在身上时，救护人员可站在干燥的木板上，或用干衣服、干围巾等把自己一只手做严格绝缘包裹，然后用这一只手拉触电人的衣服，把他拉离带电体。

注意：千万不要用两只手、不要触及触电人的皮肤、不可拉他的脚，且只适于低压触电，绝不能用于高压触电的抢救。

5. 如果人在较高处触电，必须采取保护措施，防止切断电源后触电人从高处摔下。

（二）伤员急救

1. 触电者如意识清醒，应使其就地躺下，严密监视，暂时不要站立或走动。

2. 触电者如神志不清，应就地仰面躺下，确保气道通畅，并用5秒的时间间隔呼叫伤员或轻拍其肩部，以判断伤员是否意识丧失。禁止摆动伤员头部呼叫伤员。坚持就地正确抢救，并尽快联系医院进行抢救。

3. 呼吸、心跳情况判断：触电者如意识丧失，应在10秒内，用看、听、试的方法判断伤员呼吸情况。看：看伤员的胸部、腹部有无起伏动作；听：耳贴近伤员的口，听有无呼气声音；试：试测口鼻有无呼气的气流。再用两手指轻试一侧喉结旁凹陷处的颈动脉有无搏动。若看、听、试的结果，既无呼吸又动脉搏动，可判定呼吸、心跳已停止，应立即用心肺复苏法进行抢救。

溺水

一、概述

溺水是由于人体淹没在水中，呼吸道被水堵塞或喉痉挛引起的窒息性疾病。溺水时可有大量的水、泥、沙、杂物经口、鼻灌入肺内，可引起呼吸道阻塞、缺氧和昏迷，直至死亡。盛夏酷暑，很多人都喜欢在清凉的河水或湖水中躲避夏季的炎热。然而，每到这个时候，溺水事件却频频发生，更让人遗憾的是，许多人因为不知道该如何正确急救，从而导致悲剧的发生。

二、临床表现

人淹没于水中，水与杂物充满呼吸道及肺泡，引起缺氧和窒息称为溺水或淹溺。淹溺分为干性淹溺和湿性淹溺两大类。干性淹溺是人入水后，因受强烈刺激（惊慌、恐惧、骤然寒冷等），引起喉头痉挛，以致呼吸道完全梗阻，造成窒息死亡。湿性淹溺是人淹没于水中，水充满呼吸道和肺泡引起窒息，吸收到血液循环的水引起血液渗透压改变、电解质紊乱和组织损害，最后造成呼吸停止和心脏停搏而死亡。

二、急救原则

不管是何种原因造成的淹溺，都会引起全身缺氧，最易受损害的是脑细胞。有资料显示，脑缺氧10秒即可出现意识丧失，缺氧4～6分钟，脑神经元发生不可逆的病理改变，脑缺氧6～9分钟死亡率达65%。因此，溺水早期现场抢救必须快速、有效、分秒必争，力争做到早发现、早复苏、早治疗。

三、急救措施

1. 若发现有人溺水，应立刻呼叫120与当地救难人员协助救援。

2. 救护溺水者时，假如救护人员有一定泳技，应迅速游到溺水者附近，从其后方出手救援，防止被溺水者紧抱缠身而双双发生危险。如不慎被溺水者紧抱缠身，救助者应临危不乱，将溺水者向上托出水面的同时自己主动下沉，落水者一旦在水面上呼吸到空气，就不会拼命抓紧下沉的人体不放，此时救助者再伺机解脱，完成救助。如果救助者游泳技术不高，千万不要贸然下水，首先向有人的地方高声呼叫，同时向落水者投入木板、救生圈、长竿等，让落水者攀扶上岸。

3. 将溺水者救上岸后，首先判断溺水者意识和生命体征，如果均正常，可视情况帮助清除口腔、鼻咽腔的呕吐物和泥沙等杂物；如果意识丧失、生命体征存在时，应立刻清除口腔异物，包括取下假牙，将其舌头拉出，以保持呼吸通畅。

4. 以往认为急救应当先控水，但实践证明，先控水可能使溺水者失去最佳抢救时机，只要气道通畅，就可以直接做心肺复苏，这样的效果要比先控水好很多。如果溺水者意识丧失、颈动脉搏动消失，应立即进行心肺复苏。不要轻易放弃抢救，心肺复苏至少要坚持做30分钟以上。经过现场急救后，迅速将溺水者送到附近的医院继续抢救治疗。

第三节　意外伤害应急处理

烧伤烫伤

天有不测风云，人有旦夕祸福。我们不但要防止"引火烧身"，而且要有处理烧伤、烫伤的常识。在许多烧伤等事件中，由于急救中的一些不恰当的做法，给烧伤者带来"二次损伤"。提醒大家在烧烫伤早期救治中，千万不能用酱油、牙膏、红汞、紫药水作为疗伤"药物"，这种做法可能会影响到医生对于烧伤深度的观察和判断，也会增加创面感染的机会。

一、明火烧伤

伤员身上燃烧着的衣服如果难以脱下来，可卧倒在地滚压灭火，或用水浇灭火焰。切勿带火奔跑或用手拍打，否则可能使得火借风势越烧越旺，使手被烧伤。也不可在火场大声呼喊，以免导致呼吸道烧伤。要用湿毛巾捂住口鼻，以防烟雾吸入导致窒息或中毒。烧伤急救的时候，谨记"冲、脱、泡、包、送"的五字要诀。

冲：迅速将受伤部位浸泡于冷水中内，或以流动的自来水冲洗，以快速降低皮肤表面热度。

脱：充分泡湿后，再小心除去衣物，必要时可以用剪刀剪开衣服，或暂时保留沾住的部分。尽量避免将水疱弄破。

泡：进一步浸泡于冷水中，可减轻疼痛及稳定情绪。但若烫伤面积较大，或年龄较小，则不必浸泡过久，以免体温下降过低，或延误治疗时机。

盖：用清洁干净的床单或布条、纱布等覆盖受伤部位。不要在受伤部位涂抹米酒、酱油、牙膏、浆糊、草药等，这些东西不但无助于伤口的愈合，并且容易引起伤口感染，以及影响医护人员的判断和紧急处理。

送：除极小之烫伤可以自理外，最好送往邻近的医院做进一步的伤口处理；若伤势较大需要住院治疗，则最好送到设施条件好、经验丰富的烧伤专科。

二、开水烫伤

被开水烫伤后，最为简单有效的急救措施就是用大量的流水持续冲洗降温，持续大约20分钟，让患处温度与周边正常皮肤温度一致。在冲洗过程中应注意流水冲力不应过大，要尽量保存烫伤后水疱的完整性。如有衣物，应于降温后予以剪除，但不能强行剥离，以免撕破水疱。

创面不要按民间的偏方处理，特别是有颜色的"红药水"或者"紫药水"，甚至是用酱油等涂抹，以免影响医生对烧伤严重程度的判断。经过上述简单处理后，可以一边使用冰袋冷敷创面止痛，一边到专科医院或烧伤整形科就诊。

三、热油烫伤

被热油烫到时应立即用柔软的棉布轻轻擦去溅到的油，再用干净毛巾沾冷水湿敷烫伤处，当然，前提是患处没有破损。去除高温的油用冷水敷，这样做的目的是可起降温作用，减轻疼痛，减轻烫伤的深度。烫伤程度浅者一般不会留有瘢痕。但在创面愈合干燥后会有色素沉着，只是这些色素沉着完全消退需要一定的时间，短则数天，长则1个月左右。在伤口愈合前最好忌辛辣刺激性食物，忌烟酒，尽量不吃姜和酱油。

无论是烧伤还是烫伤，其处理原则大体一致。首先就是离开热环境，然后采取"冷疗"的办法为灼伤的皮肤降温，一是减轻疼痛感，二是避免伤情加重。

"烧烫伤紧急处理口诀"：冲、脱、泡、盖、送，这个五字诀请务必记住。

毒蛇咬伤

我国的毒蛇有四十余种，多分布于长江以南的广大省份，毒蛇咬伤多发生于夏、秋两季。蛇毒按其性质可分为神经毒、血循毒、混合毒三大类。

一、毒蛇种类及咬伤后的症状

金环蛇、银环蛇、海蛇等主要含神经毒。患者被咬伤后，伤口局部无炎症表现，仅有轻微刺痛、微痒、麻木、感觉减退，往往不引起注意而耽误诊治。全身中毒症状出现较迟，一般在咬后1~6小时才开始，一旦出现，病情发展迅速，可出现全身不适、头晕眼花、呼吸困难、视力模糊等症状，如不及时抢救可危及生命。

蝰蛇、尖吻蝮、竹叶青等主要含血循毒。患者咬伤后，伤口局部红肿、疼痛剧烈、流血不止、肿胀迅速向肢体上端蔓延，常有水疱、淤斑，中毒严重者可引起血压下降、心律失常，少尿、无尿，最后因循环衰竭而死亡。

眼镜蛇、眼镜王蛇、蝮蛇等主要含混合毒。患者被咬伤后，伤口周围红肿疼痛，范围迅速扩大，伤口流血不多但很快闭合变黑。伤口周围有血疱。全身中毒症状于咬伤后2~6小时出现，常有困倦思睡、呕吐、畏寒、吞咽困难、语言障碍、心律失常的表现。

二、毒蛇咬伤的判别

在野外施工、训练、旅游时，一旦被蛇咬伤要迅速判断是否是毒蛇咬伤。一是看蛇形：毒蛇的头多呈三角形，身上有彩色花纹，尾短而细；

无毒蛇头多呈椭圆形，身上色彩单调，尾细而长。最好将咬人的蛇打死以供诊断参考。二是看伤口：毒蛇咬伤的伤口表皮常有一对大而深的牙痕，或两列小牙痕上方有一对大牙痕，有的大牙痕里甚至留有断牙；无毒蛇咬伤则无牙痕，或有两列对称的细小牙痕。如果蛇咬伤发生在夜间无法看清蛇形，从伤口上也无法分辨是否为毒蛇所伤时，万万不可等待伤口情况是否发生变化来判断是否被毒蛇咬伤，此时必须按毒蛇咬伤进行处理。

三、急救措施

被蛇咬时应保持镇静，并争分夺秒地对伤口进行现场处理：如果无法判断是否为毒蛇所咬时，建议按毒蛇咬伤急救。毒蛇咬伤的急救原则是及早防止毒素扩散和吸收，尽可能地减少局部损害。蛇毒在 3 ~ 5 分钟即被吸收，故急救越早越好。

1. **绑扎伤肢** 在咬伤肢体近侧 5 ~ 10cm 处用止血带或橡胶带等绑扎，以阻止静脉血和淋巴液回流，然后用手挤压伤口周围或口吸，将毒液排出体外。用嘴吸出伤口内的蛇毒，每吸一次后要用清水漱口，但应注意吮吸者需无口腔黏膜及唇部溃破症状。

2. **冲洗伤口** 先用肥皂水和清水清洗周围皮肤，再用生理盐水、0.1% 高锰酸钾或纯净水反复冲洗伤口。

3. **局部降温** 先将伤肢浸于 4 ~ 7℃ 冷水中 3 ~ 4 小时，然后改用冰袋，可降低毒素吸收速度，降低毒素中酶的活力。

4. **排毒** 咬伤在 24 小时以内者，以牙痕为中心切开伤口成"十"或"十十"形，使毒液流出，亦可用吸奶器或拔火罐吸吮毒液。但切口不宜过深，以免损伤血管。若有蛇牙残留宜立即取出。切开或吸吮应及早进行，否则效果不明显。

5. 药物治疗　常用的解毒抗毒药有上海蛇药（口服，第1次20毫升，后改为每6小时10毫升），南通蛇药（首次20片用烧酒30毫升加温开水服下，以后每6小时10片）等，还可用半枝莲60克、白花蛇舌草60克、七叶一枝花9克、紫花地丁60克水煎内服外敷。或采用抗蛇毒血清每次10毫升与生理盐水20毫升静脉注射，或用抗蛇毒血清7.5毫升创口附近肌注。国产蝮蛇抗毒素专治腹蛇咬伤，对竹叶青蛇咬伤也有一定疗效。还可以应用激素、利尿剂及支持疗法，对本病有辅助治疗作用。

蜇　伤

夏秋季节是各类昆虫繁殖、离巢、迁居的季节。当人们活动进入其范围，就会被其视为敌意威胁，进而攻击，致人受伤。蜂类和蝎子蜇伤就是北方地区其中较为严重的一种。

一、蜂类蜇伤的处理

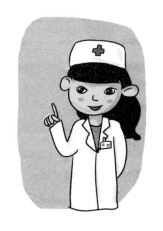

蜂类主要包括蜜蜂、黄蜂和马蜂。蜂蜇伤是因为蜂尾部毒针刺中人体皮肤，并将毒腺中的毒液注入而引起的局部或全身反应。蜂毒的成分因蜂的种类不同而各异。蜜蜂和马蜂的毒液为酸性，黄蜂的毒液为碱性。

近年来，蜂蜇伤导致严重的急性肾衰竭的患者较以前明显多见，原因是有些被蜇者缺乏基本的医学常识，认为被蜂蜇伤不碍事，根本不知道蜂蜇伤中毒可以引起多脏器的损害，甚至可以导致死亡。一系列资料显示，蜂蜇伤急性肾衰竭死亡率为50%左右，应该引起高度重视。无论在营区还是野外，发现蜂巢应该绕行，一定不要做出"亲近"的表现。如因完成某项任务必须与蜂群近距离接触，最好穿戴浅色光滑的衣物，因为蜂类的视觉系统对深色物体在浅色背景下的移动非常敏感。除非有特意的安排，不要有意去捣蜂窝。一旦有人被蜂群攻击蜇伤，不要惊慌，唯一的办法是用衣物保护好自己的头颈，反向逃跑或原地趴下；千万不要试图反击，否则只会招致更多的蜂群攻击。

如果不幸已被蜂蜇，可用针或镊子挑出蜂刺，但不要挤压，以免剩余的毒素进入体内，然后用氨水、碱水、肥皂水甚至尿液涂抹被蜇伤处，使酸碱中和，减弱毒性；也可以用红花油、风油精、花露水、奶水外擦局部。

但黄蜂毒液是碱性的，需用食醋、0.1%稀盐酸等弱酸性溶液来中和，也可将蛇药片用醋或白酒调成糊状涂在蜇伤处，也可起到止痛的作用。

如果当时有洋葱，洗净后切片在伤口上涂抹，效果也不错。也可用冷水浸透毛巾敷在伤处减轻疼痛。稍加处理后，被蜇者要直奔医院就诊，千万不要耽误时间，以免加重病情。

二、蝎子蜇伤的处理

被蝎子蜇伤处常发生大片红肿、剧痛，轻者几天后症状消失，重者可出现寒战、发热、恶心呕吐、肌肉强直、流涎、头痛、头晕、昏睡、盗汗、呼吸增快等，甚至抽搐及内脏出血、水肿等病变。儿童被蜇后，严重者可因呼吸、循环衰竭而死亡。

一旦被蝎子蜇伤，处理方法基本同毒蛇咬伤，若蜇在四肢，应立即在伤部上方（近心端）2 ～ 3 cm处用手帕、布带或绳子绑紧，每15分钟放松1 ～ 2分钟。同时拔出毒钩，并用挤压等方法，尽量使含有毒素的血液由伤口挤出，必要时切开伤口吸取毒液，然后用3%氨水、5%苏打水或1：5000高锰酸钾液洗涤伤口。伤口周围可用冰敷或冷水湿敷，以减少毒素的吸收和扩散。根据情况，可预防性应用一些抗生素，中毒严重者及儿童，应立即送医院救治。

普通外伤

人体受到外力作用而发生的组织撕裂或损害称为外伤。引起外伤的原因很多，根据有无伤口，可分为闭合性和开放性两大类。

一、闭合性外伤

由钝力造成，无皮肤、体表黏膜破裂，常见的有挫伤和扭伤。

1. **挫伤**　是钝力打击所致的皮肤和皮下软组织损伤，皮肤无裂口，伤部青紫，皮下淤血、肿胀、压痛。轻者可用伤湿止痛膏外贴受伤区。对胸腹部挫伤及头部挫伤，应考虑有无深部血肿或内脏损伤出血，宜到医院观察诊断。

2. **扭伤**　常发生在踝部、腰部、颈部及手腕等处。扭伤的一般处理原则是让患者安定情绪，固定受伤部位，用冷湿布敷盖患处。手足扭伤者可抬高患部。颈部、腰部扭伤者在搬运时不可移动患部。扭伤常伴有关节脱位或骨折，宜立即到医院诊疗。另外，扭伤后无论轻重，不可即刻洗澡、胡乱按摩，须送医院治疗。扭伤常用的治疗方法有局部封闭、药物外敷内服、理疗等。

二、开放性外伤

多数由锐器和火器所造成，少数可由钝力造成，常有皮肤、体表黏膜破裂。

1. 割伤 浅的伤口用温开水或生理盐水冲洗拭干后，以碘酊或酒精消毒、止血，或以"好得快"喷雾剂喷于伤口，然后包扎，一般都能较快痊愈。对较小伤口外用"创可贴"即可。对较深的伤口，应立即压迫止血，迅速到医院行清创术，视伤情进行缝合修补等。刀伤伤口不可涂抹软膏之类的药物，否则伤口难愈合。

2. 刺伤 宜先将伤口消毒干净，用经灭菌过的针及镊子将异物取出，再消毒后包扎伤口。异物留在体内易化脓感染，对伤口小、出血少者，宜在伤口挤压出一些血液比较好。指甲的刺伤伤口不易处理，可先将指甲剪成V字形口，将刺拔出，或到医院处理。若被针、金属片等刺伤而留于体内，应到医院在X线下取出。深的伤口可能有深部重要组织损伤，常并发感染，可予抗炎药物治疗。不洁物的刺伤要预防破伤风的发生，宜到医院肌肉注射破伤风抗毒素。

三、外伤总的处理原则

对大量出血的患者，宜首先采取止血方法；对切割伤、刺伤等小伤口，若能挤出少量血液反而能排出细菌和尘垢；对伤口宜用清洁的水洗净，对无法彻底清洁的伤口，须用清洁的布覆盖其表面，不可直接用棉花、卫生纸覆盖。